ஒவ்வொரு நெல்லும் ஒவ்வொரு மருத்துவம்

ஜெகாதா

சத்யா

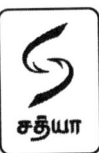

Title
Ovvoru Nellum
Ovvoru Maruthuvam
Jakatha

ISBN: 978-93-6666-133-9
Title Code : Sathyaa - 086

நூல் தலைப்பு
ஒவ்வொரு நெல்லும்
ஒவ்வொரு மருத்துவம்

நூல் ஆசிரியர்
ஜெகாதா

முதற்பதிப்பு
ஆகஸ்ட் 2024

விலை : ₹ 60

பக்கம் : 56

Printed in India

Published by
Sathyaa Enterprises
No.137, First Floor,
Choolaimedu,
Chennai - 600 094.
044 - 4507 4203

Email
sathyaabooks@gmail.com

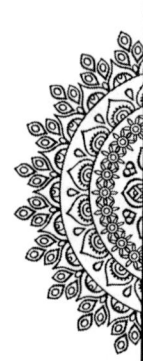
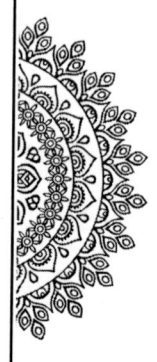

உள்ளே...

1.	ஒவ்வொரு நெல்லும் ஒவ்வொரு மருத்துவம்	4
2.	இயற்கை உணவு.... இயற்கை விவசாயம்!	11
3.	வறட்சியைத் தாங்கும் பாரம்பரிய விதைகள்	16
4.	மருத்துவ குணமுள்ள பாரம்பரிய நெல் வகைகள்	24
5.	நஞ்சில்லா உணவுக்கான பயணம்	26
6.	வியப்பூட்டும் விதை நெல் திருவிழா!	28
7.	மரபணு மாற்ற விதைக்கு எதிரான குரல்!	35
8.	நமது நெல்லைக் காப்போம்!	38
9.	விதை நெல்லும் விளை நிலமும்	41
10.	விவசாயிகளைக் கொல்லும் பூச்சிக் கொல்லி	47
11.	மருத்துவ குணமுடைய நெல் விதைக்காக மரணம் வரை போராடியவர்	51

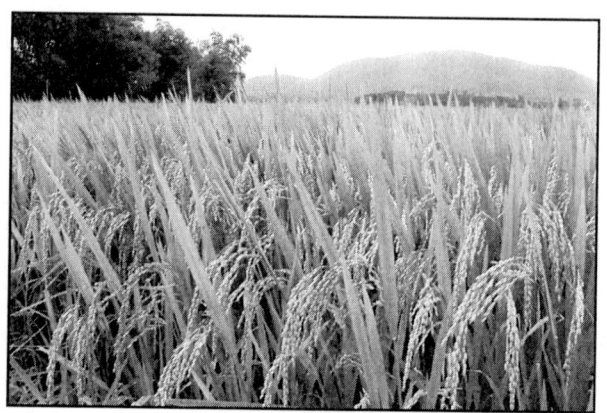

1. ஒவ்வொரு நெல்லும் ஒவ்வொரு மருத்துவம்

பாரம்பரிய நெல் ரகங்கள் ஒவ்வொன்றும் ஒவ்வொரு மருத்துவக் குணம் கொண்டவையாகவும் பொதுவாக அனைத்துமே எளிதில் ஜீரணமாகக் கூடியவையாகவும் மலச்சிக்கலை நீக்கும் தன்மை மற்றும் நரம்புகளை பலப்படுத்தும் தன்மை கொண்டவை யாகவும் அறியப்படுகின்றன.

நவீன ரக நெற் பயிர்கள் குறைவான உயரமே வளரக் கூடிய குட்டை ரகத்தைச் சேர்ந்தவை. ஆனால் பாரம்பரிய நெல் ரகங்கள் நீளமாக வளரக் கூடியவை.

மாட்டுக்கு வைக்கோல், மண்ணுக்கு தழைச்சத்து, விவசாயிக்கு நெல் என பன்னோக்கில் பயன்தரக் கூடியவையாக பாரம்பரிய நெல் ரகங்கள் அமைகின்றன.

நவீன ரக நெற்பயிரின் வைக்கோலில் சத்து இல்லாததால் வைக்கோலை உண்ணும் பசுக்களுக்கு பால் அதிகம் சுரப்பதில்லை.

இந்தக் குறைபாடுகள் பாரம்பரிய நெற்பயிரின் வைக்கோலில் ஏற்பட்டது.

இலங்கையில் மிகக் குறைந்த அளவில் பாரம்பரிய நெல் வகைகள் இன்றும் பயிர் செய்யப்பட்டு வருகின்றன. இவற்றில் சீனட்டி நெல் முக்கியமானது. இது சிவப்பு, வெள்ளை என இரு வகையாக உள்ளது.

மறைந்த பாரம்பரிய வகைகளான முருங்கக் காயன், பச்சைப் பெருமாள், இளங்கலையன், முல்லை நெல், மணல் வாரி முதலான வற்றைக் கூறலாம்.

'அடி காட்டுக்கு... நடு மாட்டுக்கு.... நுனி வீட்டுக்கு' என்று எல்லாருக்கும் எல்லாம் கிடைக்கும் பாரம்பரிய நெல் ரகங்களின் பெருமை பேசும் நெல் ஜெயராமனின் பெருங்கனவு குறைந்தபட்சம் 1000 நெல் ரகங்களையாவது மீட்டெடுக்க வேண்டும் என்பதுதான்.

பாரம்பரிய ரகங்களில் செலவு குறைவு. பயிரில் சுனை அதிகமிருப்ப தால் பூச்சி தாக்காது. இயற்கையாகவே எல்லாச் சத்தையும் கிரகித்துக் கொள்ளும். தனியாக உரம் தேவையில்லை. ஐந்தடி ஆறடிக்கு வளரும். முறையாக செய்தால் விவசாயத்தைப் போல லாபம் தரும் தொழில் வேறு எதுவும் இல்லை என்று நம்பிக்கைக் குரல் நெல் ஜெயராமனின் நெஞ்சின் ஆழத்திலிருந்து பீறிடுகிறது.

உலகில் பெரும்பாலான மக்கள் தினமும் சாப்பிடும் உணவான அரிசி நெற்பயிரிலிருந்தே கிடைக்கிறது. உலகில் அதிகம் உண்ணப் படும் தானியம் அரிசியே ஆகும்.

மேலும் உலகிலேயே சோளத்திற்கும், கோதுமைக்கும் அடுத்தபடி யாக அதிகம் பயிரிடப்படுவது நெல்லே ஆகும்.

நெற் பயிர் சுமார் ஐந்து மாதங்கள் வரை வளரக் கூடியதாகும். இந்த நெல்லின் மேலுறை உமி என அழைக்கப்படும். மேலுறை நீக்கப் பட்ட பின் உணவாகப் பயன்படுத்தப்படுகிறது. இவ்வாறு மேலுறை நீக்கப்பட்ட விதையே அரிசியாகும்.

நெல் புல் வகையைச் சேர்ந்த ஒரு தாவரமாகும். இது தென்கிழக்கு

ஆசியாவில் தோன்றியது. இது ஈரபாங்கான நிலங்களில் வளரக் கூடியது.

ஆசியாவில் நெல் சாகுபடி கி.மு.4500க்கு முன்பாகவே பல நாடுகளில் பயிரிடப்பட்டுள்ளது. ஆசிய நெல் இமயமலை அடிவாரத்தில் தோன்றியதாகக் கருதப்படுகிறது.

தென் மற்றும் கிழக்கு இந்தியாவில் நெல் அறுவடைக்குப் பின் நீரில் வேக வைத்து உலர்த்தி, பின்பு ஆலையில் அரைத்து அரிசியாக்கப்படுகிறது. இவ்வகை அரிசி 'புழுங்கல் அரிசி' என்று அழைக்கப்படுகிறது. இதற்கு கடினமான நெல் ரகங்களே தேர்வு செய்யப்படுகின்றன.

புழுங்கல் அரிசி ஆலையில் தீட்டப்படும் போது பல சத்துக்களை இழப்பதில்லை. இது எளிதில் செரிமானம் ஆகக் கூடியது.

அறுவடைக்குப் பின் நெல்லை, வேக வைக்காமல், நேரடியாக ஆலையில் அரைக்கும்போது கிடைக்கும் அரிசி பச்சரிசி என்று அழைக்கப்படுகிறது. செரிமான பிரச்சனை காரணமாக பலர் இவ்வகை அரிசியை சாப்பிடுவதில்லை.

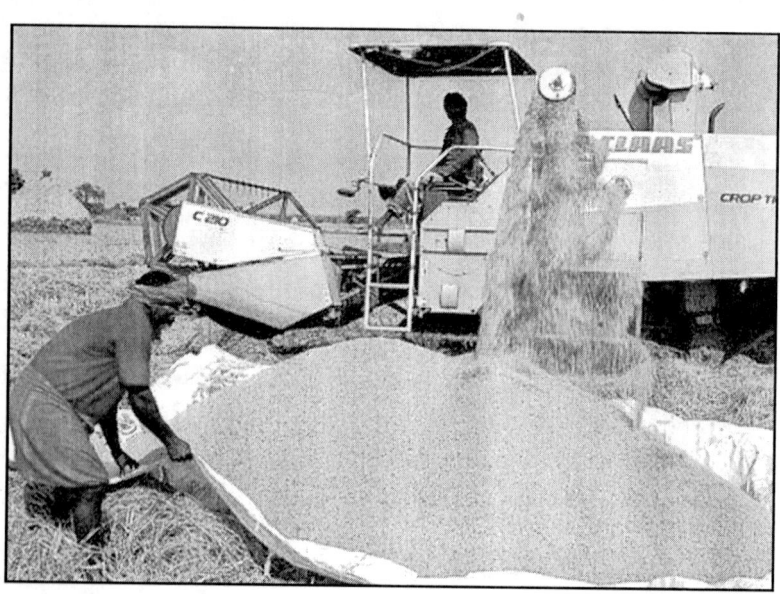

இந்தியாவில் முன்பு 2 லட்சத்துக்கும் அதிகமான நெல் வகைகள் வழக்கத்தில் இருந்துள்ளதாக அறியப்படுகிறது.

சிவப்புக் குடவாழை, வெள்ளையான், பனங்காட்டுக் குடவாழை, ஓசுவக்குத்தாலை, குருவிக்கார், கல்லுருண்டை, சிவப்புக் கவுனி, கருடன் சம்பா, வரப்புக் குடைஞ்சான், குழியடிச் சம்பா, நவரா, காட்டுயானம், சிறுமணி, கரிமுண்டு, ஒட்டடையான், சூரக் குறுவை, வாடன் சம்பா, முடுவு முழுங்கி, களர் சம்பா, குள்ளக்கார், நவரை, குழி வெடிச்சான், கார், அன்னமழகி, இலுப்பைப்பூ சம்பா, மாப்பிள்ளை சம்பா, கருங்குறுவை, கல்லுருண்டை, சீரகசம்பா, வாசனை சீரகசம்பா, விஷ்ணுபோகம், கைவரை சம்பா, அறுபதாம் குறுவை, பூங்கார், காட்டுயானம், தேங்காய் பூ சம்பா, கிச்சடி, சம்பா, நெய்கிச்சி, பூங்கார், கருத்தகார், சீதாபோகம், மணக்கத்தை போன்றவை ஒரு சில நம்முடைய பாரம்பரிய நெல் ரகங்களாகும்.

இந்த பாரம்பரிய நெல் வகை அனைத்தும் மருத்துவக் குணங்களை யும் பயன்களையும் கொண்டவை.

பூங்கார் நெல் அரிசியை கர்ப்பிணி பெண்களுக்கு பத்தியக் கஞ்சி யாக செய்து கொடுத்தால் சுகப் பிரசவத்திற்கு வழிவகுக்கும். உடலில் உள்ள கெட்ட நீரை வெளியேற்றும் தன்மை கொண்டது.

சிவப்பு கவுனி அரிசி இதயத்தை பலப்படுத்தும். ஈறுகளை பலப் படுத்தும். இரத்த ஓட்டத்தை சமன்படுத்தும். மூட்டு வலியை குணமாக்கும்.

கருங்குறுவை நெல் வகை ரண குஷ்டத்தையும், உடலில் உள்ள சிற்சில விஷத்தையும் முறிக்கும். போக சக்தியை தரும். மேலும் இந்தியின் வயாகரா என்றும் அழைக்கப்படுகிறது.

கருத்துக்கார் நெல் வகை வெண் குஷ்டத்தை போக்கும். காடி தயாரிப்பதற்கு பயன்படுகிறது. பாதரசத்தை முறித்து மருந்து செல்வதற்கு பயன்படுகிறது.

குடவாழை நெல் குடலை வாழவைப்பதால் இதற்கு இப்பெயர் வந்தது. சர்க்கரை நோய் வராமல் தடுக்கும். அஜீரண கோளாறை சரி செய்யும்.

சீதா போகம் அரிசி உடல் பலம், தேக பளபளப்பு, விந்து விருத்தி உண்டாக்கும். மேலும் அஜீரணத்தை குறைக்கும்.

மணக்கத்தை அரிசி தோலில் ஏற்படும் அனைத்து பிரச்சனைகளையும் போக்கும். மேலும் புண்கள், ரணங்கள் ஆகியவற்றை குறைக்கும்.

காட்டுயானம் வகை நெல்லில் ஆன்டி ஆக்ஸிடென்ட் அபிரிமிதமாக இருப்பதால் இதய சம்பந்தமான வியாதிகளுக்கு அற்புதமான மருந்தாகும். சர்க்கரை வியாதி நோயாளிகளுக்கு உகந்த அரிசி.

அன்னமழகி நெல் இனிப்பு, சுவை கொண்டது. அன்னமழகி அரிசி சகல சுரங்களையும் பித்த வெடிப்பையும் போக்கும். உடலுக்கு சுகத்தை கொடுக்கும்.

இலுப்பைப் பூசம்பா பித்தத்தினால் விளையும் சிற்சில நோய், உஷ்ணம் போக்கும்.

கல்லுருண்டைச் சம்பா அரிசியை சாப்பிடுபவர்களுக்கு மல்யுத்த வீரரும் எதிர்க்க இயலாத தோள் வலிமையைத் தரும்.

காடைச் சம்பா அரிசி பிரமேக சுரமும் குறிப்பிட்ட நோய்களையும் நீக்கும். விந்து விருத்தியும் அதிக பலமும் உண்டாக்கும்.

காளான் சம்பா இது உடலுக்கு மலை போன்ற உறுதியையும் சுகத்தையும் தரும். சில வாத ரோகத்தையும் குறைக்கும்.

Kaiviral samba

Mappilai samba

Kichili samba

Karuppu kavuni

Kuzhiyadichan

Kattuyanam

Palakkadan matta

Seeraga samba

CO 45

CR 1009

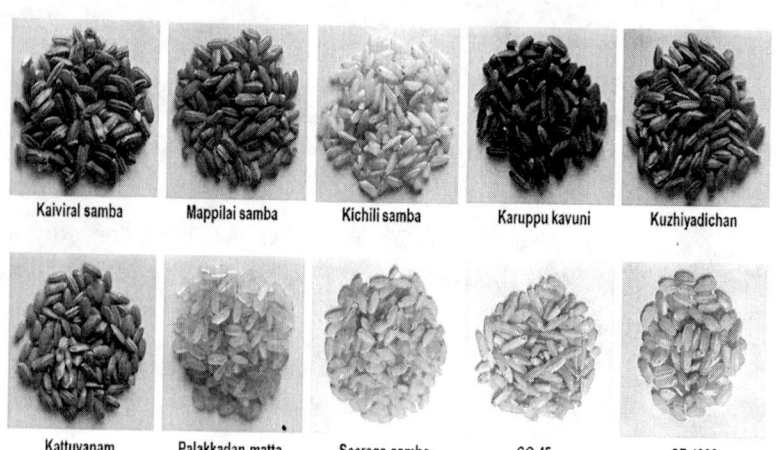

குண்டு சம்பா இதை உணவில் சேர்த்துக் கொண்டால் நாவறட்சியைத் தீர்க்கும். ஆனால் இந்த வகை அரிசி கரப்பான் பிணியை உண்டாக்கும். பசியை மந்திக்க செய்யும்.

குன்று மணி சம்பா அரிசி வாதக் குறைபாடுகளை நீக்கும். விந்தைப் பெருக்கும் உடல் வன்மையைப் பெருக்கும்.

இச்சிலி சம்பா நெல்ரகம் உடலுக்கு பலம், உற்சாகம், உடல் பளபளப்பு, ஆகியவற்றை உண்டாக்கும். தேறாத உடல் தேறும்.

குறுஞ்சம்பா அரிசி பித்தம் கரப்பான் நீக்கும். விந்து விருத்தியை உண்டாக்கும். வாத நோயை நீக்கும்.

புழுகு சம்பா அரிசியைச் சாப்பிட்டால் உடலுக்கு வனப்பும், அமைதியும், பசியையும், பலத்தையும் உண்டாக்கும்.

கைவரைச் சம்பா உடலுக்கு அதிக வலியையும் சுகமும் உண்டாக்கும். இந்த அரிசியை உண்டால் உடலில் சிறிது பித்தம் அதிகரிக்கும்.

வளைத்த தடிச் சம்பா நெல்வகை வாத் பித்த தொந்தரவு, வயிற்று உப்புசம், வயிற்று இரைச்சல், கரப்பான் ஆகியவற்றை தடுக்கும்.

மாப்பிள்ளைச் சம்பா நெல் விதைப்பிற்கு ஏற்றது. சத்துள்ள இந்த நெல்லை சாப்பிட்டால் உடல் வலுவடையும். நரம்புகளை வலுப் படுத்தும் ஆண்மை தன்மை அதிகரிக்கும்.

மணிச்சம்பா அரிசி அளவுக்கு அதிகமா சிறுநீரை குறைக்கும். குழந்தை, முதியவர்களுக்கு அதிக சுகத்தை உண்டாக்கும்.

மல்லிகைச் சம்பா அரிசி மிகவும் ருசியானது. தேகத்திற்கு சுகத்தை யும் உறுதியையும் தரும். கரப்பான், பிரமோகம் உடல் வெப்பம் ஆகியவற்றை போக்கும்.

மிளகு சம்பா அரிசி சுகத்தைத் தரும். பசியை உண்டாக்கும். வாதம் போன்ற பல விதமான ரோகத்தைப் போக்கும்.

மைச்சம்பா நெல் வாதம், பித்தம் போன்ற கோளாறுகளை குறைக்கும். வாத கோபம், வாந்தி போன்றவற்றை போக்கும்.

வாலான் அரிசி இந்த நெல் மந்தம், தளர்ச்சி முதலியவை குறையும். உடலுக்கு அழகும் போஷாக்கையும் உண்டாக்கும்.

மூங்கில் அரிசி சமைத்து உண்டு வர உடல் வலிமை பெறும். கொடிய நோய்கள் எல்லாம் விலகும்.

சண்டிகார் நெல் தீராத நோய்களைத் தீர்க்க வல்லது. உடல் வலிமையை கொடுக்கும். உடலை முறுக்கேற்றும். நரம்புகளை பலப்படுத்தும் மற்றும் பல்வேறு வகையான மருத்துவ குணங்களைக் கொண்டது.

கார் நெல் உணவை நமது உணவில் சேர்த்துக் கொண்டால் உடல் நன்கு உறுதியடையும். உடல் தசைகள் நல்ல முறையில் வளர்ச்சி பெறும். உடலின் தோற்றத்திலும் கவர்ச்சி தோன்றும். சருமம் மென்மையாகவும் பட்டுப் போலவும் இருக்கும்.

சீரக சம்பா அரிசி சிறுவாத நோய்களை குணமாக்கும். இனிப்பு சுவை கொண்டது.

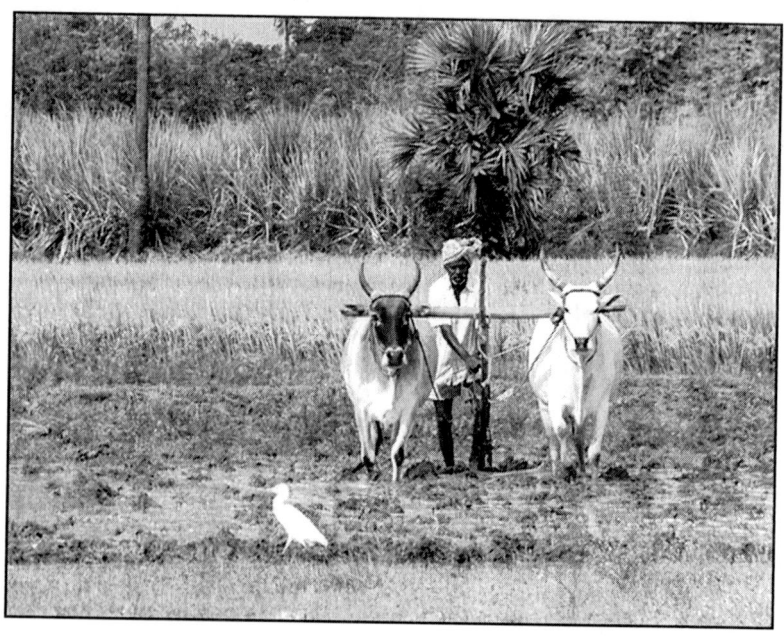

2. இயற்கை உணவு.... இயற்கை விவசாயம்!

இன்றைய காலகட்டத்தில் பெரும்பாலானோர் இயற்கை விவசாயம், இயற்கை உணவு என இயற்கையை நோக்கி திரும்பி உள்ளனர்.

மாறிவரும் இயற்கையும், காலநிலையும் மக்களுக்கு எச்சரிக்கை விடுத்துள்ளது எனலாம். இயற்கை வேளாண்மையின் அவசியத்தை உரக்கச் சொல்லி வருகிறார்கள் இயற்கை வேளாண்மை ஆர்வலர்கள்.

இயற்கை வேளாண்மை பற்றி விவசாயிகள் மட்டுமின்றி அனைவரும் தெரிந்து கொள்வது மிக அவசியமாகும். ரசாயனம் கலந்த மண்ணை மாற்ற இது மிகவும் அவசியமானதாக உள்ளது.

இயற்கை வேளாண்மையில் நமக்கு எல்லா உயிரினங்களும் ஏதாவது ஒரு வகையில் நன்மையே செய்கின்றன.

பஞ்ச பூதங்களையும் பாதிக்காமல் இயற்கை முறையில் வேளாண்மை செய்யும்போது நாம் நமது அடுத்த தலைமுறைக்கு நஞ்சற்ற வேளாண் முறையை தருவதோடு ஆரோக்கியமான உணவுக்கும் வழிவகை செய்கின்றோம் என்பதை நினைவில் கொள்ள வேண்டும்.

●

உலகுக்கே நெல் பயிரிடக் கற்றுத் தந்த நம் மண்ணில் பல்வேறு சிறப்பு அம்சங்கள் கொண்ட பாரம்பரிய நெல் வகைகள் காலந் தோறும் கண்டுபிடிக்கப்பட்டு பயிரிடப்பட்டு வந்தன.

ஒவ்வொரு சிறப்புக் காரணத்துக்காக ஒவ்வொரு வகையும் பயன் படுத்தப்பட்டு வந்தன. ஆனால் கடந்த 50 ஆண்டுகளில் தீவிரமாக நடைமுறைப்படுத்தப்பட்ட பசுமைப் புரட்சி சார்ந்த வேதி விவசாயமும் அது தந்த கலப்பின வீரிய விதைகளும், பாரம்பரிய நெல் ரகங்களுக்கு பாதகமாக அமைந்து விட்டன.

அப்படிப் பரவலாகப் புழக்கத்தில் இருந்து மறைந்துபோன பாரம்பரிய நெல் ரகங்களை மீட்டு பயன்பாட்டுக்கு கொண்டு வந்தவர் நெல் ஜெயராமன்.

தொழில்நுட்ப அமைச்சகத்தின் கீழ் செயல்படும் நேஷனல் இன்னோவேஷன் ஃபவுண்டேஷன், தேசிய அடிப்படை நிலை கண்டுபிடிப்பு - பாரம்பரிய அறிவுக்கான விருதையும் (SRISTI) அமைப்பின் இளம் காந்தியத் தொழில்நுட்பக் கண்டறிதலுக்கான சம்மான் விருதையும் நெல் ஜெயராமன் பெற்றுள்ளார்.

குடியரசுத் தலைவர் மாளிகையில் நடைபெற்ற நிகழ்ச்சிகளில் இரண்டு விருதுகளும் அவருக்கு வழங்கப்பட்டன.

சமுதாயத்தின் விளிம்பு நிலையில் வாழ்ந்து கொண்டு மக்களுக்குப் பயனுள்ள அறிவியல் தொழில் நுட்பக் கண்டறிதல்களைச் செய்

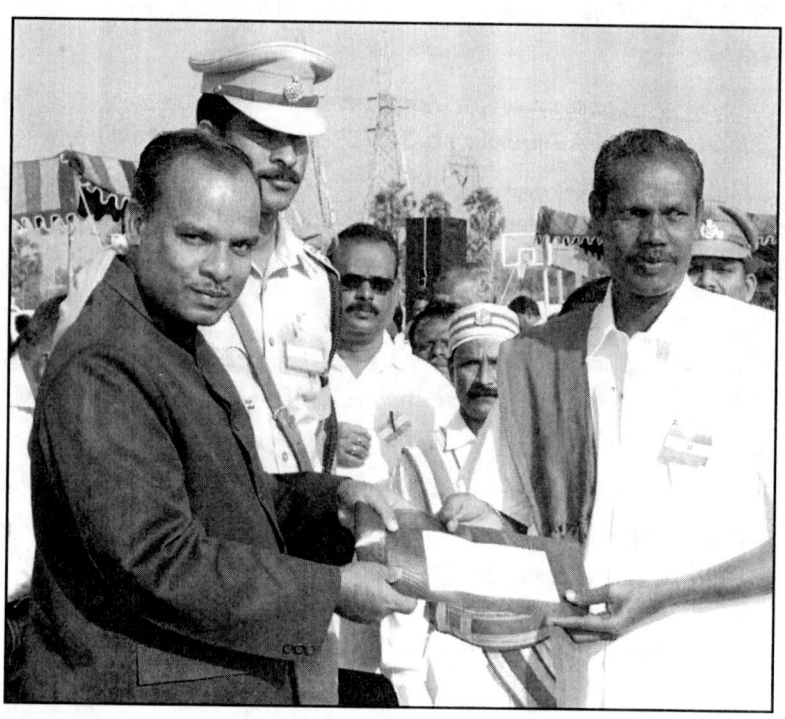

பவர்களை ஊக்கப்படுத்தும் வகையில் இந்த விருதுகள் வழங்கப் பட்டு வருகின்றன.

பாரம்பரிய நெல் வகைகளில் அதிக மகசூல் பெற்றது, பெரும் பான்மை மக்களிடம் அந்த நெல் வகைகளைப் பரவச் செய்தது, வேதி பூச்சிக் கொல்லிக்கு மாற்றாக இயற்கை வழி பூச்சி விரட்டி களைப் பயன்படுத்திச் சிறப்பாக நெல் சாகுபடி செய்ததற்காகவும் அவருக்கு இந்த விருதுகள் வழங்கப்பட்டுள்ளன.

திருவாரூர் மாவட்டம் திருத்துறைப்பூண்டி தாலுக்கா கட்டிமேடு கிராமத்திலிருக்கிறது நெல் ஜெயராமன் வீடு.

எந்நேரமும் இயற்கை விவசாயத்தையும் விதை நெல் திருவிழாவை யும் பற்றியே நினைத்துக் கொண்டிருந்த நெல் ஜெயராமனுக்கு புற்றுநோய் பாதிப்பு வந்ததை உறுதிப்படுத்திய நாளிலிருந்து அவரது மனைவி சித்ரா ஜெயராமன் மிகவும் கலங்கிப் போய்விட்டார்.

இயற்கை வேளாண் விஞ்ஞானி நம்மாழ்வாரின் தொடர்புக்குப் பின் நெல் ஜெயராமனுடைய வாழ்க்கையே ஒரு லட்சியத் திருப்பு முனையாக மாறி விட்டதை அவருடைய மனைவி நினைவு கூர்ந்தார்.

"அவரு எங்கம்மாவோட தம்பி. எனக்குத் தாய்மாமன். எங்களுக்கு 1999ல் திருமணம் ஆச்சு. நான் பத்தாவது அவரு ஒன்பதாவது வரைக்கும் படிச்சிருக்கோம். எங்களுக்கு விவசாயத்தைத் தவிர வேற எதுவும் தெரியாது.

இயற்கை விவசாயத்தைப் பத்தின விழிப்புணர்வு இல்லாம ரசாயன உணவுகளைச் சாப்பிட்டுகிட்டு இருந்தோம். 1998ல் நம்மாழ்வார் அய்யாவின் தொடர்பு கிடைச்ச பிறகு எங்க வாழ்க்கை முறையே முற்றிலும் இயற்கை பக்கமாக மாறிடுச்சு. நம்மாழ்வார் அய்யா கூட சேர்ந்து நிறைய இயற்கை விவசாய விழிப்புணர்வு நிகழ்ச்சிகள்ல கலந்துக்குவார் என் கணவர். அப்படித்தான் 2003 ஆம் வருசம் காவிரி டெல்டா பகுதிகளில் நம்மாழ்வார் மேற்கொண்ட இயற்கை விவசாய விழிப்புணர்வு பிரச்சார நடைப்பயணத்துலயும் கலந்துக் கிட்டாரு.

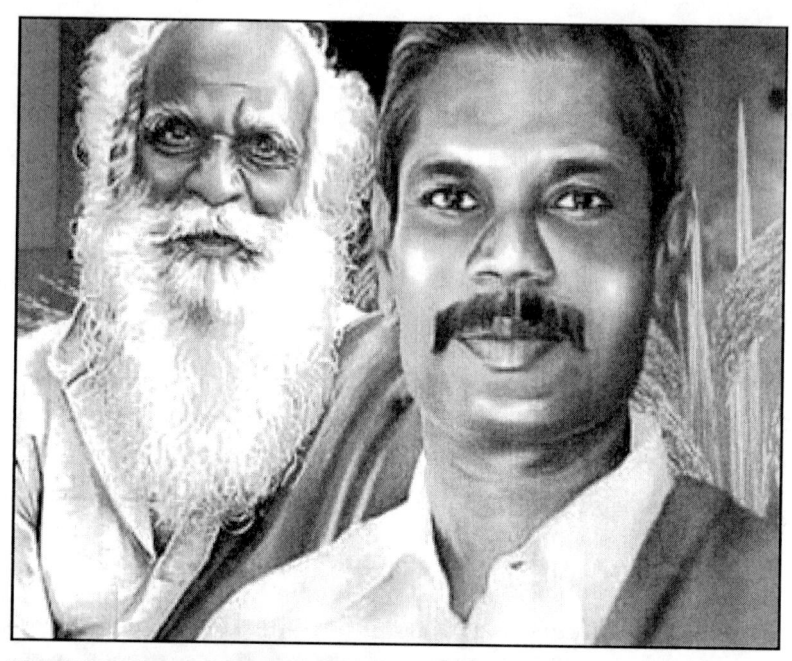
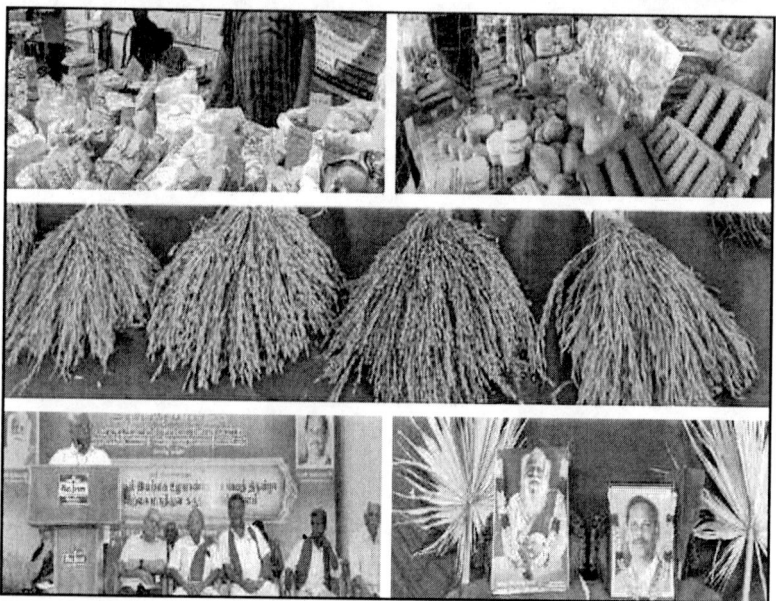

நூற்றுக்கணக்கான முறை நம்மாழ்வார் அய்யா எங்க வீட்டுக்கும் விவசாய நிலத்துக்கும் வந்திருக்காரு. ஒவ்வொரு வருஷமும் அவர் தலைமையிலதான் விதை நெல் திருவிழா நடக்கும்.

என் கணவர் நம்மாழ்வார் அய்யாகிட்ட இருந்து நிறைய இயற்கை சார்ந்த விசயங்களை கத்துக்கிட்டு அதை குடும்பத்தில இருக்கற எங்களுக்கும் விவசாயிங்களுக்கும் சொல்லுவாரு.

குறிப்பா ரசாயன உரத்தைச் சேர்க்கிறதால அதிக மகசூல் கிடைக்குதுன்னு நிறைய விவசாயிங்க ரசாயன விவசாயம் செய்றாங்க. ஆனா முழுமையான ஈடுபாட்டோட முறைப்படியும் ஆர்வத்துடனும் செஞ்சா இயற்கை விவசாயத்தில தான் அதிக மகசூல் கிடைக்கும்.

ரசாயன உரத்தை பயன்படுத்தி விஷத்தன்மை கொண்ட விளை பொருட்களை உற்பத்தி செஞ்சு சாப்பிட்டு நம்ம உடல்நலத்தைக் கெடுத்துக்கறது தவறு. தமிழ்நாடு முழுக்கவும் வெளி மாநிலங்கள் லயும் நிறைய ஊர்களுக்கு போய் இயற்கை விவசாய பாரம்பர்ய விதை நெல் விழிப்பு உணர்வு பிரச்சாரங்களைப் பண்ணிட்டு இருக்காரு.

இதுக்காக பிலிப்பைன்சுக்கும் ஒருமுறை போயிட்டு வந்திருக்காரு.

பத்து வருஷத்துக்கும் மேல எங்க குடும்பத்தில எல்லோருமே பாரம்பரிய அரிசியைத் தான் சாப்பிடுறோம். நாலாவது படிக்கிற எங்க பையனையும் பிறந்தது முதல் இயற்கை உணவுகளைக் கொடுத்து வளர்த்திட்டு இருக்கிறோம். குறிப்பா நம்மாழ்வார் அய்யா ஆலோசனைப்படி கடந்த பத்து வருஷமா என் கணவர் அசைவ உணவு, பரோட்டா உள்ளிட்ட துரித உணவுகள் எதையுமே சாப்பிடுறது இல்லை.

சாப்பிடுற ஒவ்வொரு உணவையும் நல்லது தானான்னு பார்த்துப் பார்த்துப் சாப்பிடுவாரு. அவர் மது, புகையிலைப் பொருட்களை யும் தொட்டது கூட கிடையாது. தினமும் யோகா பயிற்சியும் செய்துகிட்டு இருக்காரு.

இப்படி ஆரோக்கியப் பழக்கங்களோட இருந்தவருக்கு சிறுநீரகப் புற்றுநோய்னு சொன்னப்போ உடைஞ்சே போயிட்டோம்.

இப்போ சிகிச்சைகள் நடந்துகிட்டு இருக்கு. ஓய்விலே இருக்காரு. பயப்பட வேண்டியது இல்லை. முழுமையாக குணப் படுத்திடலாம்னு டாக்டருங்க சொல்லியிருக்காங்க.

மருத்துவத்திற்கு போதிய பணம் இல்லாம நாங்க இருக்கிற இந்த சூழல்ல நிறைய நல் உள்ளங்கள் உதவி செஞ்சுக்கிட்டே இருக்காங்க. அவங்க எல்லோருக்கும் நன்றிங்க.

வர்ற மே மாசமும் வழக்கம்போல விதை நெல் திருவிழாவை நடத்துற முயற்சியையும் விவசாயப் பணியையும் செய்துகிட்டு இருக்காரு.

எப்பவும் போல என்னால முடிஞ்ச எல்லா வேலைகளையும் செஞ்சு கொடுத்து அவருக்கு பக்க பலமாக இருக்கேன்'' என்று சித்ரா ஜெயராமன் கூறினார்.

3. வறட்சியைத் தாங்கும் பாரம்பரிய விதைகள்

நமது தேசத்தின் உணவு தானியங்களின் உற்பத்தியை அதிகரிப் பதற்காக வெளிநாடுகளிடம் ஆலோசனைகள் பெற்று நவீன ரக தானியங்களை குறிப்பாக நெல் ரகங்களை அறிமுகம் செய்தனர்.

இவற்றைச் சாகுபடி செய்வதற்காக பல வகையான இரசாயன உரங்கள், பூச்சிக்கொல்லி மருந்துகள், வேளாண் இயந்திரங்கள் பயன்படுத்தப்பட்டு வருகிறது.

இதன் விளைவாக நம் முன்னோர்கள் சாகுபடி செய்த பாரம்பரிய மிக்க நெல் ரகங்கள் படிப்படியாக மறையத் துவங்கியது. ரசாயன உரங்கள் மற்றும் பூச்சிக் கொல்லி மருந்துகள் பயன்படுத்துவதால் மண் வளம் பாதிக்கப்பட்டு விளைநிலங்கள் பாலைவனங்களாக மாறி வருகிறது.

கால்நடைகளுக்கு தீவன வைக்கோல் தட்டுப்பாடு ஏற்பட்டுள்ளது. இவை எல்லாவற்றுக்கும் மேலாக நவீனரக நெல்லிலிருந்து

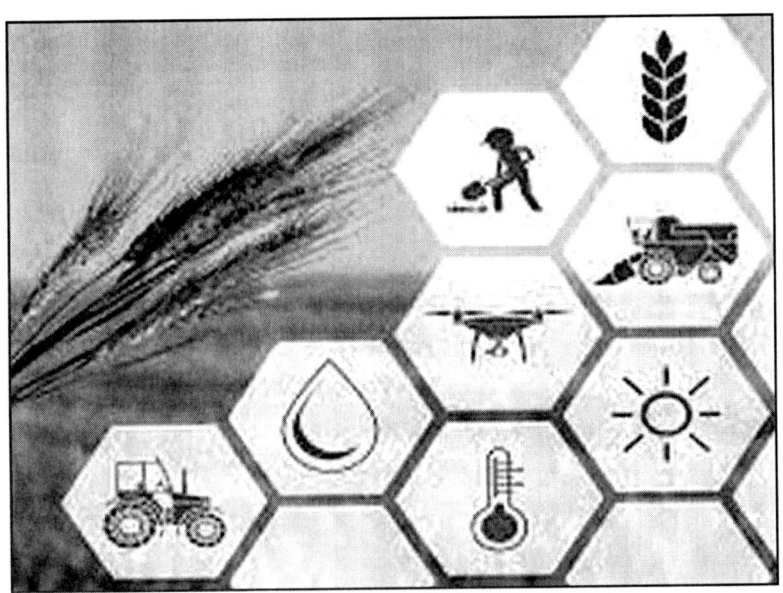

கிடைக்கும் அரிசியை சமைத்து சாப்பிடும் மனித இனம் விதவித மான நோய் தாக்குதலுக்கு உள்ளாகி பரிதவித்து வருவதைக் காண முடிகிறது.

இந்த நிலை மாற வேண்டும் என்பதற்காக நம் முன்னோர்கள் பின்பற்றிய பயிர் சாகுபடி முறைகளை நாமும் பின்பற்ற வேண்டியது அவசியமாகிறது.

இதற்காக தொண்டு நிறுவனங்கள் உதவியுடன் பாரம்பரியமிக்க நெல் விதைகளை தேடிக் கண்டுபிடித்து அவற்றை இயற்கை விவசாய முறையில் சாகுபடி செய்து விதைகளாக மாற்றி விவசாயிகளுக்கு வழங்குவதென முடிவு செய்துள்ளோம்.

இயற்கை விவசாயத்தை ஊக்குவிக்கும் வகையில் தமிழ்நாடு வேளாண்மைப் பல்கலைக் கழகம் வேலைத்திட்டத்தை தயாரிக்க வேண்டும் என இயற்கை வேளாண்மை விஞ்ஞானி கோ. நம்மாழ்வார் வலியுறுத்தினார்.

தமிழ்நாடு வேளாண்மைப் பல்கலைக்கழகத்தில் நடைபெற்ற மாநில

அளவிலான அஞ்சக வேளாண்மை கருத்தரங்கில் நம்மாழ்வார் கூறியது:-

உலகத்தை பயமுறுத்தும் அச்சுறத்தல் பூமி வெப்பமயமாகுதல் ஆகும். பூமி வெப்பமயமாகுதல் காரணமாக கடல் மட்டம் உயர்ந்து கடலோரப் பகுதிகளில் வசிப்பவர்கள் வாழ்வாதாரத்தை இழக்கும் சூழல் வரும்.

இதற்கு காடுகளை அழித்தல், பெருகிவரும் தொழிற்சாலைகள், வாகனப் பெருக்கம், நவீன வேளாண்மை ஆகியவையே பெரும் காரணிகளாக உள்ளன.

இதிலும் பூமி வெப்ப மயமாதலுக்கு நவீன வேளாண்மை முறை 35 சதவீதக் காரணமாக உள்ளது.

பூமி வெப்ப மயமாதல் காரணமாக பாதிக்கப்படப் போவது ஏழை நாடுகளே ஆகும். குறிப்பாக இந்தியாவில் 44 கோடிப் பேர் வறுமையில் வாடுகின்றனர். இவர்கள்தான் பெரிதும் பாதிக்கப்படுவார்கள்.

புவி வெப்ப மயமாதலுக்கான காரணத்தை கண்டறிந்து உடன் நிறுத்த வேண்டும். பூமி மீண்டும் பழைய நிலைக்கு திரும்ப இன்னும் 150 ஆண்டுகள் ஆகும்.

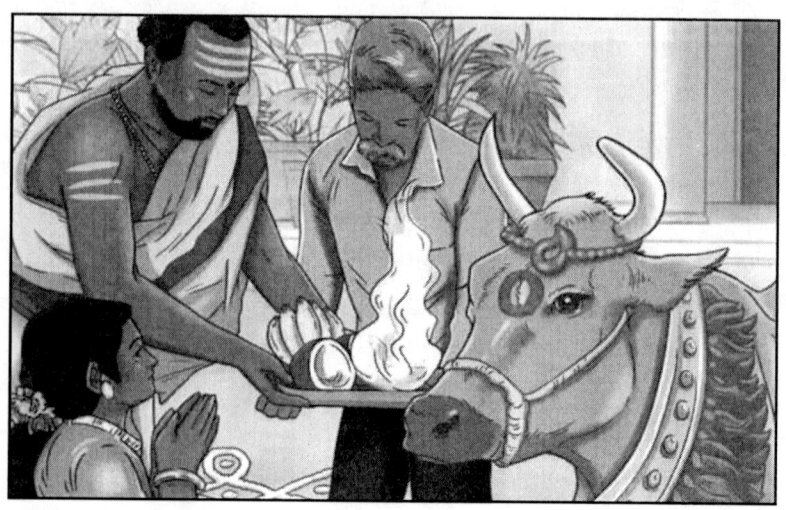

நிலம் உயிரோட்டத்தை இழந்து கொண்டிருக்கிறது. வாழ்க்கை வணிக மயமாகிக் கொண்டிருக்கிறது. பூச்சிக்கொல்லி மருந்து பயன் படுத்தப்பட்ட உணவை உட்கொள்ளும் மக்களும் புற்றுநோய் உள்ளிட்டவற்றுக்கு ஆளாகின்றனர்.

கடந்த 15 ஆண்டுகளில் வாங்கிய கடனைத் திருப்பிச் செலுத்த முடியாத நிலையில் 2.50 லட்சம் விவசாயிகள் தற்கொலை செய்து கொண்டுள்ளதாக தேசிய குற்ற ஆவணக் காப்பகம் தெரிவித்துள்ளது.

இயற்கை விவசாயத்தின் மூலம் ஆரோக்கியமான சமுதாயத்தைப் படைத்திட முடியும். இதற்கு விவசாயிகளுக்கு தமிழ்நாடு வேளாண்மைப் பல்கலைக் கழகம் உதவ வேண்டும். மேலும் இயற்கை விவசாயத்தை ஊக்குவிக்கும் வகையில் வேலைத் திட்டத்தை தயாரிக்க வேண்டும்.

இயற்கை விவசாயம் மட்டுமே நம்மையும் நம் சந்ததியினரையும் வாழ வைக்கும். இதற்கு நிறைய இயற்கை பயிற்சி மையங்கள் உருவாக்கப்படுவதோடு இயற்கை விவசாயம் செய்தவர்களின் எண்ணிக்கையையும் அதிகரிக்க வேண்டும்.

பசுமாட்டை தாயாகவும் தெய்வமாகவும் பார்க்கிறோம். பசுவின் மூலம் பெறப்படும் பஞ்சகவ்யம் உடலில் ஏற்படும் நோயை நீக்கு கிறது. வெளிநாட்டினர் பசுமாட்டை பால் வழங்கும் இயந்திர மாகப் பார்க்கின்றனர்.

இயற்கை ஒருபோதும் தவறு செய்வதில்லை. உடலும் தனது கடமையை செய்யத் தவறியதில்லை.

தமிழகத்தின் பல்வேறு பகுதிகளில் சேகரிக்கப்பட்ட பூங்கார், மாப்பிள்ளை சம்பா, கருடன் சம்பா, பணங்காட்டு குறுவை, சிவப்பு கவுணி ஆகிய ஐந்து வகையான பாரம்பரிய மிக்க நெல்விதைகள் இயற்கை விவசாயத்தை மட்டுமே பின்பற்றி சாகுபடி செய்யப்பட்டு வருகிறது.

புதுக்கோட்டை மாவட்டம் மருதாந்தளை வாகைப்பட்டி, மாணிக்கம்பட்டி, வட சேரிப்பட்டி மேலூர், கீழ முத்துடையான்

பட்டி, முத்துக்காடு, சுந்தரக்காடு, மேலப்பளூவஞ்சி ஆகிய பகுதி களைச் சேர்ந்த 13 விவசாயிகள் கிட்டத்தட்ட 10 ஏக்கர் நிலத்தில் இவற்றை சாகுபடி செய்து மகசூலில் சாதனை படைத்துள்ளனர்.

இதன் மூலம் 300 மூட்டை நெல் ரகங்கள் கிடைத்துள்ளது. இவற்றைத் தமிழகம் முழுவதும் உள்ள விவசாயிகளுக்கு விதையாக விற்பனை செய்து பரவலாக்கம் செய்தவற்கான நடவடிக்கைகள் துவங்கியுள்ளது.

இவை தவிர செம்புளிச்சம்பா, சூரக்குறுவை, இலுப்பை பூ சம்பா, சண்டிகார், கருத்துக்கள் ஆகிய 6 வகையான பாரம்பரியமிக்க நெல்ரகங்களும் விரைவில் பரவலாக்கம் செய்யப்படும்.

பாரம்பரிய நெல்விதைகளைப் பொறுத்தமட்டில் வறட்சி மற்றும் வெள்ளத்தை தாங்கி வளரும் தன்மையுடையது.

குறைந்த செலவில் அதிகமாக மகசூல் கிடைக்கும். நேரடி விதைப்பு மற்றும் நடவுக்கு உகந்தது. மண் வளம் மற்றும் சுற்றுச்சூழல் பாது காக்கப்படும்.

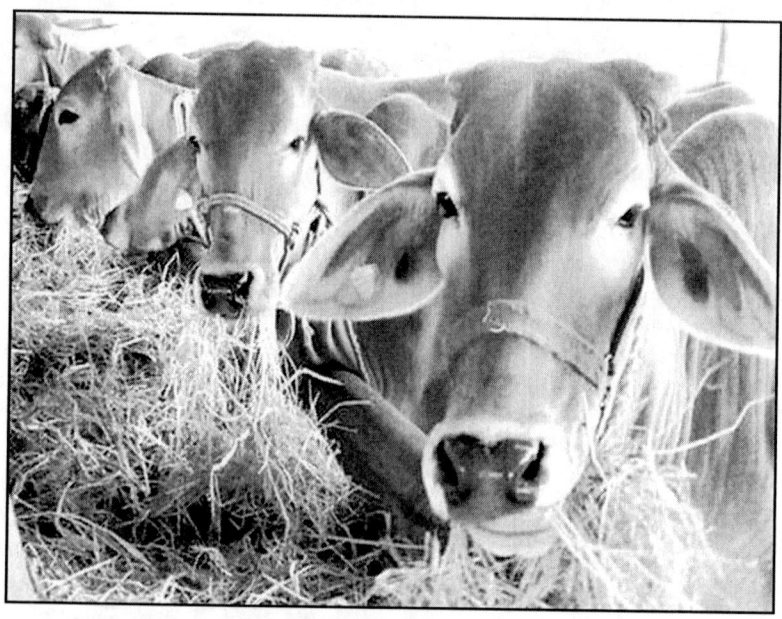

உயரமாக வளரும் ஆற்றல் படைத்தது என்பதால் கால்நடைகளுக்கு தீவன வைக்கோல் தட்டுப்பாடு இருக்காது.

நாம் தற்போது பயன்படுத்தி வரும் அரிசி ரகங்களை விட பல மடங்கு நார்ச்சத்து மற்றும் புரதச்சத்து மிக்கது. இதனால் நோய் எதிர்ப்பு சக்தி கிடைக்கும்.

எதிர்கால சந்ததியினர் உடல் ஆரோக்கியத்துடன் நோயற்ற வாழ்வு வாழ வேண்டுமென விரும்பினால் நம் முன்னோர்கள் பயன்படுத்திய பாரம்பரிய மிக்க நெல் ரகங்களை சாகுபடி செய்ய விவசாயிகள் அனைவரும் முன் வர வேண்டும்.

இயற்கை விஞ்ஞானி நம்மாழ்வார் பாரம்பரிய நாற்றங்கால்களாக நெல் ஜெயராமன் போன்ற சிலரை விட்டுச் சென்றிருக்கிறார்.

இப்போது நெல் ஜெயராமன் இன்னும் பல புதிய நெல் வாரிசுகளை உருவாக்கி தமிழக விவசாயத்திற்கு தந்திருக்கிறார்.

இந்தப் பசுமைப் பயணம் அயராமல் அறுபடாமல் தொடர, ஏற்கனவே அவர்களுடன் தொடர்பில் இருந்தவர்கள் இணைந்து செயல்பட்டவர்கள் முன்னெடுத்துச் செல்ல வேண்டும், அவசியம் செய்வார்கள்.

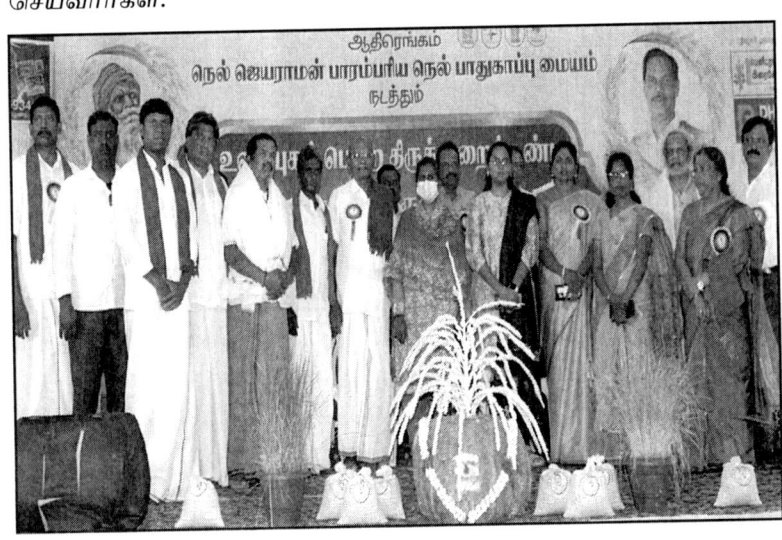

ஆண்டுதோறும் நெல் திருவிழா தொடர்ந்து நடைபெற வேண்டும். இவர்களின் அனுபவமும் செய்தியும் தமிழக விவசாயிகள் அனைவரிடமும் சென்று சேர இது மிக அவசியம்.

புரட்சியாளர்களின் மறைவைப் பற்றிச் சொல்லும்போது, 'புதைக்கப் படவில்லை விதைக்கப்பட்டார்' என்று சொல்வார்கள். நெல் ஜெயராமன் அவர்கள் உண்மையிலேயே விதைக்கப்பட்டுள்ளார்.

நம்மாழ்வார் உருவாக்கிய நல் முத்துக்களில் ஒருவரான நெல் ஜெயராமன் என்றென்றும் நம் நெஞ்சில் பசுமையாக வீற்றிருப்பார்.

●

மரபணு மாற்றப்பட்ட விதைகள் மூலம் கிடைக்கும் பயிர்களில் மண்ணுக்கு, மனிதனுக்கு அதிகமான கேடு ஏற்படும் என்ற காரணத்தை அறிந்து கொண்டு நம்மாழ்வார் அதனை எதிர்த்தார். நமது பாரம்பரிய விதைகளைக் கொண்டு உருவாக்கிய ஒட்டு ரகங்களை ஆதரித்தார்.

பிடி கத்திரியை இந்தியாவில் அறிமுகம் செய்யும் எண்ணத்தில் அன்றைய மத்திய அரசின் சுற்றுச் சூழல் அமைச்சராக இருந்த ஜெயராம் ரமேஷ் அவர்கள் நடத்திய கருத்துக் கேட்புக் கூட்டங் களில் நம்மாழ்வார் தனது பிரதிநிதிகளை அனுப்பி பிடிக்கு எதிராக பேசச் செய்தார்.

அதே போல நம்மாழ்வாரின் நண்பர்களான அரிச்சலூர் செல்வம், டாக்டர் சிவராமன் ஆகியோர் அன்றைய நமது மாநில முதல்வராக இருந்த கருணாநிதியிடம் நேரில் சென்று பிடியின் கேடுகளை எடுத்துச் சொல்லி தமிழகத்தில் பிடி கத்தரிக்கு தடை உத்தரவும் பெற்றார்.

அறுபது மற்றும் எழுபதுகளில் கலப்பின ரகங்கள் இந்தியாவுக்குள் ஊடுருவ பெரும் முயற்சிகள் நடந்து கொண்டிருந்தன. அப்போது இந்த வகையான கலப்பினங்களை பற்றி படித்தவர்கள் அனுபவம் வாய்ந்தவர்களிடம் கூட பெரிதாக விழிப்புணர்வு இல்லை.

கலப்பினங்கள் மற்றும் வீரிய ரகங்கள் என்று சொல்லப்படுபவை

யெல்லாம் உற்பத்தியை பெருக்குவதற்கானது அல்ல. இவைகள் அனைத்தும் பன்னாட்டு நிறுவனங்கள் ரசாயன உரங்கள் விற்பனையை இந்தியாவில் செய்வதற்கான உணவு அரசியல்தான். பசுமைப் புரட்சி என்ற பெயரில் அரசு இந்த கலப்பின அரசியலை ஊக்குவித்தது.

ஆப்பிரிக்கா நாட்டின் மடகாஸ்கர் நெல் நடவு என்பது உலகளவில் மிகப் பிரபலமானது. ஒற்றை நாற்று நடவு அல்லது செம்மை நெல் சாகுபடி நடவு பற்றிய பயன்கள் மற்றும் விளைச்சல் பற்றி 1960களில் வெளியே தெரிந்தது.

இந்த முறையில் விதை, நீர், நேரம் அனைத்தையும் குறைத்து மகசூலை மட்டும் அதிகமாகக் கொடுத்த ஒற்றை நாற்று நடவை உலகுக்கே அறிமுகப்படுத்தியது, நமது முன்னோடி தமிழர்கள் தான் என்ற உண்மையை தக்க ஆதாரங்களுடன் உலகிற்கு எடுத்துக்கூறி நிரூபித்தார் நம்மாழ்வார்.

இன்றைக்கு ஒற்றை நாற்று நடவு பிரபலமாகி ஏக்கருக்கு உர மூட்டைகள் வரை நெல், மகசூல் ஈட்ட முடிகிறது என்றால் இந்தப் பெருமை இவரையே சேரும்.

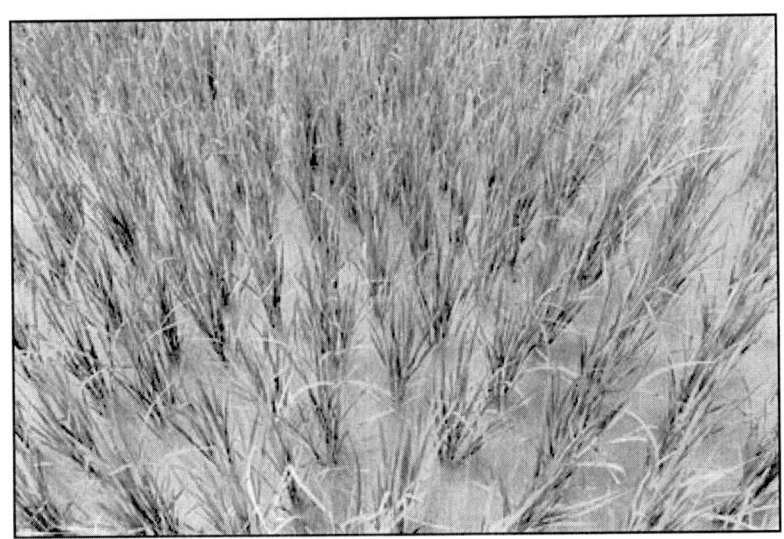

4. மருத்துவ குணமுள்ள பாரம்பரிய நெல் வகைகள்

1. அன்ன மிளகி 2. அறுபதாங் குறுவை 3. பூங்கார் 4. கேரள சுந்தரி 5. குழியடிச்சான் 6. குள்ளங்கள் 7. மைசூர் மல்லி 8.குடவாழை 9. காட்டு யானம் 10. காட்டுப் பொன்னி 11.வெள்ளைக்கார் 12. மஞ்சள் பொன்னி 13. கறுப்புச் சீரகச்சம்பா 14. கட்டிச் சம்பா 15. குருவிக்கார் 16. வரப்பு குடைஞ்சான் 17.குறுவைக் களஞ்சியம் 18. கம்பஞ்சம்பா 19. பொம்மி 20.காலாநமக் 21. திருப்பதிசாரம் 22. அனந்தனூர் சன்னம் 23. பிசினி 24. வெள்ளைக் குருவிக்கார் 25. விஷ்ணு போகம் 26. மொழிக் கருப்புச்சம்பா 27. காட்டுச்சம்பா 28. கருங்குறுவை 29. தேங்காய் பூச்சம்பா 30. காட்டுக்குத் தானம் 31. சேலம் சம்பா 32. பாசுமதி

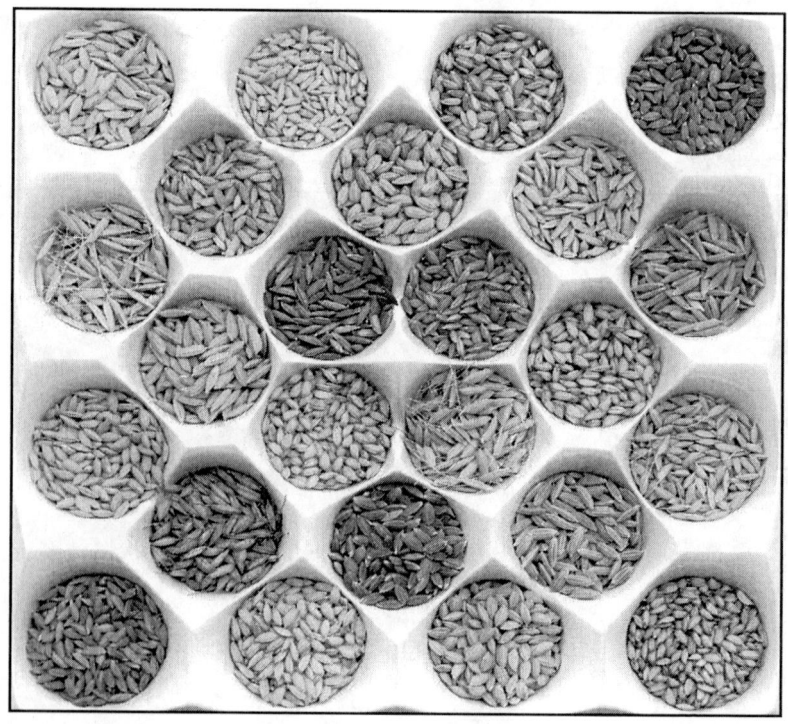

33.புழுதிச் சம்பா 34. பால்குட வாழை 35. வாசனைச் சீரகச்சம்பா 36. கொசுவத்தாளை 37. இலுப்பைப் பூச்சம்பா 38. துளசிவாச சீரகச்சம்பா 39. சின்னப் பொன்னி 40. வெள்ளைப் பொன்னி 41.கொட்டாரச்சம்பா 42. சீரகச் சம்பா 43. கைவரச் சம்பா 44.கந்தசாலா 45. பனங்காட்டுக் குடவாழை 46. சன்னச்சம்பா 47.இறவைப் பாண்டி 48. செம்பிளிச் சம்பா 49. நவரா 50.கருத்தக்கார்

51. ஆத்தூர் கிச்சிலி சம்பா 52. சேலம் சன்னா 53.தூயமல்லி 54.வாழைப்பூச்சம்பா 55. ஆற்காடுகிச்சில் 56.தங்கச்சம்பா 57.நீலச்சம்பா 58. மணல் வாரி 59. கருடன் சம்பா 60. கட்டைச் சம்பா 61. குந்தாவி 62. சிகப்பு குருவிக்கார் 63.கடம்பாளை 64.வல்லரகன் 65. கௌனி 66. பூவன்சம்பா 67.முற்றின சன்னம் 68.சண்டிக்கார் 69. கருப்புக்கவுனி 70.மாப்பிள்ளைச் சம்பா 71. மடு முழுங்கி 72. ஒட்டடம் 73. வாடன் சம்பா 74. சம்பா மோசனம் 75.கண்ட வாரிச்சம்பா 76. வெள்ளை மிளகு சம்பா 77. காடைக் கழுத்தான் 78. நீலஞ்சம்பா 79. ஜவ்வாது மலைநெல் 80. வைகுண்டா 81. அப்பக்கார் 82. கலியன்செம்பா 83.அடுக்கு நெல் 84. செங்கார் 85. ராஜமன்னர் 86. சொர்ண வாரி 87. வெள்ளைக் குடவாளை 88.சூலக் குணுவை 89. நொறுங்கன் 90. பூம்பாளை 91. வாளன் 92.கொத்தமல்லிச் சம்பா 93. சொர்ண மசூரி 94. பயகுண்டா 95.பச்சைப் பெருமாள் 96. வச்ரமுண்டான் 97. கோணக் குறுவை 98. புழுதிக்கார் 99. கருப்புப் பாசுமதி 100. வீதி வடங்கான்

101. கண்டகாலி 102. அம்யோ மோகர் 103.கொள்ளிக்கள் 104.ராஜபோகம் 105. செம்பினிப் பொன்னி 106.பெரும் கூம்பாளை 107. டெல்லி போகலு 108. கச்சக் கூம்பாளை, 109.மதிமுனி 110. கல்லுருண்டை 111. ரசகடம் 112.கொச்சின் சம்பா 113. செம்பாளை 114. வெளியான் 115.ராஜமுடி 116. அறுபதாம் சம்பா 117. காட்டு வணிபம் 118.சடைக்கார் 119. சம்பா 120.மரநெல் 121. செம்பினிப் பிரியன் 122. காஷ்மீர்டால் 123. கார் நெல் 124. மொட்டக்கூர் 125. ராமல்லி 126. ஜீரா 127. சுடர்ஹால்

128. பதரியா *129.* சுதர் *130.* திமாரிகமோடு *131.* ஜல்ஜிரா *132.* மல்காமோடு *133.* ரட்னசுடி *134.* ஹானு உப்பலு *135.* சித்தசன்னா *136.* வரேடப்பன சேன் *137.* சிட்டிகா நெல் *138.*கரிஜாடி *139.*சன்னக்கி நெல் *140.* கரிகஜ வலி *141.* கட்கா *142.*சிங்கினிகார் *143.* செம்பாலை *144.* மிளகி *145.* யானைக் கொம்பன் *146.* வால் சிவப்பு *147.* சித்திரைகள் *148.* முருங்கைக்கார் *149.* நூற்றிப்பத்து *150.* குதிரைவால் சம்பா

151. கள்ளிமடையான் *152.* சின்னச்சம்பா *153.* பிச்சாவரை *154.*வெள்ளை குறுவைகள் *155.*சூரன் குறுவை *156.* சூலை குறுவை *157.* சிவப்புக் கவுணி *158.*மிளகுச் சம்பா *159.* கார் *160.* உவர் முண்டான் *161.*ஒட்டடையான் *162.* கனர் பாலை *163.* கடம் வாளை *164.*முட்டக்கார் *165.* முட்டைச் சம்பா *166.* பெருங்கார்.

5. நஞ்சில்லா உணவுக்கான பயணம்

நஞ்சில்லா உணவை முன்னிறுத்தி 2003ல் பூம்புகார் முதல் கல்லணை வரை ஒரு மாத காலம் நம்மாழ்வார் நடத்திய விழிப்புணர்வு நடைபயணத்தில் நெல் ஜெயராமன் பங்கேற்றார்.

அந்தப் பயணத்தின்போது காட்டுயாணம் உட்பட 7 பாரம்பரிய நெல் ரகங்களின் விதைகளை சில விவசாயிகள் நம்மாழ்வாரிடம் வழங்கினர். அவற்றை ஜெயராமனிடம் ஒப்படைத்த நம்மாழ்வார் அவற்றை மறு உற்பத்தி செய்து விவசாயிகளிடம் பரப்ப வேண்டும் என்று கேட்டுக் கொண்டார்.

நெல் ஜெயராமன் பாரம்பரிய நெல் ரகங்களை விவசாயிகள் விளைவிக்க வேண்டும் என்ற முயற்சியில், விவசாயிகளிடையே தொடர்ந்து விழிப்புணர்வு ஏற்படுத்தி வந்தார்.

விதைப் பாதுகாப்பு, இயற்கை விவசாயம் குறித்தும் பல்வேறு வேளாண் பணிகள் குறித்தும் விழிப்புணர்வு பிரச்சாரம் மேற் கொண்டார்.

பாரம்பரிய நெல் ரகங்களைத் தேடி அவற்றை மீட்டெடுக்கும் பயணத்தை ஜெயராமன் தொடங்கினார். சுமார் 169 வகையான பாரம்பரிய அரிய வகை நெல் வகைகளை மீட்டெடுத்துள்ளார்.

திருத்துறைப்பூண்டி அருகே ஆதிரங்கம் கிராமத்தில் அமெரிக்காவில் வசிக்கும் நரசிம்மன் என்பவர் வழங்கிய 5 ஏக்கர் நிலத்தில் ஜெயராமனால் பாரம்பரிய நெல் மையம் உருவாக்கப்பட்டது.

இந்த மையம் இயற்கை வேளாண் ஆர்வலர்களுக்கு வழிகாட்டும் ஒரு ஆய்வு மையமாகத் திகழ்கிறது. இவர் பாரம்பரிய நெல் விதைகளை விவசாயிகளுடன் பகிர்ந்து கொள்கிறார். மரபணு மாற்ற விதைத் திட்டங்களுக்கு எதிராகப் போராடியவர் நெல் ஜெயராமன். பாரம்பரிய நெல் விதைகளைக் காப்பாற்றியமைத்ததற்காக மத்திய மாநில அரசுகளின் விருதினைப் பெற்றார்.

இவரது பணிகளுக்காக விஜய் தொலைக்காட்சியின் 'மாற்றம் தேவை' நிகழ்ச்சி இவருக்கு இயற்கை விதை நெல் மீட்பாளர் விருதை வழங்கியது.

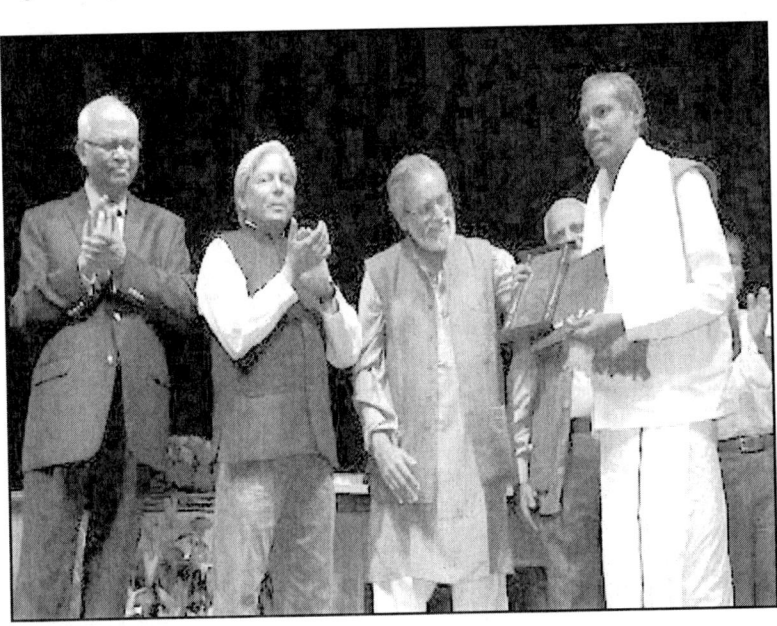

இவரது பங்குகளை அங்கீகரிக்கும் வகையில் தேசிய அடிப்படை நிலை கண்டுபிடிப்பு பாரம்பரிய அறிவுக்கான விருதை யும், அளம் காந்தியத் தொழில் நுட்பக் கண்டறிதலுக்கான சம்மான் விருதையும் மத்திய அரசின் அறிவியல் தொழில்நுட்ப அமைச்சகம் வழங்கி கௌரவித்துள்ளது.

2017 மற்றும் 2018 ஆம் ஆண்டுகளில் புற்றுநோயால் அவதிப்பட்ட வந்த இவர் சென்னையில் உள்ள அப்பல்லோ மருத்துமனையில் சிகிச்சை மேற்கொண்டு வந்தார். பின்னர் 2018 டிசம்பர் 6 அன்று சிகிச்சை பலனின்றி காலை 5.10க்கு காலமானார்.

6. வியப்பூட்டும் விதை நெல் திருவிழா!

இயற்கை விஞ்ஞானி நம்மாழ்வாருக்கும், நெல் ஜெய ராமனுக்குமான உறவு வேரும், நீரும் போன்றது.

நஞ்சில்லா பாரம்பரிய விவசாயம் பற்றிய ஆர்வம்தான் நம்மாழ்வா ரோடு நெல் ஜெயராமன் இணைந்து பணியாற்றியதற்கு அடிப்படைக் காரணம்.

நம்மாழ்வார் 2000 ஆண்டு முதல் தீவிரமான இயற்கை வேளாண்மை பற்றிய பிரச்சாரத்தினை தொடங்கினார். அப்போது நம்மாழ்வாரின் தளபதிகளாக இருந்தவர்களில் முக்கியமானவர் நெல் ஜெயராமன்.

நம்மாழ்வார் அளவுக்கோ அல்லது அவரது சகாக்களின் அளவுக்கோ படிப்பறிவு இல்லையென்றாலும் எடுத்த வேலையை எத்தனை சிரமப்பட்டேனும் முடித்து விடும் பேராற்றல் கொண்ட இவர் மீது நம்மாழ்வார் பெரிதும் நம்பிக்கை வைத்திருந்தார்.

நம்மாழ்வார் 2004 ஆம் ஆண்டு இயற்கை வேளாண்மையை வலியுறுத்தி நடைபயணத்தை பூம்புகாரில் தொடங்கி கல்லணை யில் முடித்தார்.

அந்த நடைபயணத்தில் தான் தலை ஞாயிறு அருகில் உள்ள வடகூர்

கிராமத்தைச் சேர்ந்த விவசாயி ராமகிருஷ்ணன் 'காட்டு யாணம்' என்ற நெல்லை நம்மாழ்வாரின் கையில் கொடுத்து, 'இது நம் பாரம்பரியமான நெல்ரகம். இப்போது எந்த விவசாயியிடமும் இந்த நெல்வகை இல்லை. நான் மட்டும் தொடர்ச்சியாக இந்த நெல் வகையை பயிரிட்டு வருகிறேன். அதனால் இந்த நெல்லை எப்படியாவது காப்பாற்றுங்கள் பரப்புங்கள்' என்றார்.

ஆவலுடன் அந்த நெல்வகையைப் பெற்றுக் கொண்ட நம்மாழ்வார் அந்த விதை நெல்லை ஜெயராமன் கரங்களில் கொடுத்தார்.

அந்த நடை பயணத்திலேயே கவுனி, பூம்பாறை, கைவிர சம்பா, உள்ளிட்ட மேலும் 6 நெல் வகைகள் கிடைத்தன.

இந்த நெல் வகைகளை பரப்பி பெருக்கும் பொறுப்பை நம்மாழ்வார் ஜெயராமனிடம் ஒப்படைத்தார்.

அப்போது முதலாக சைக்கிளை எடுத்துக் கொண்டு கிராமம் கிராமமாக சென்று பாரம்பரிய நெல் வகைகளை யாராவது வைத்திருக்கிறார்களா என்று விசாரித்து சேகரிக்க ஆரம்பித்தார் ஜெயராமன்.

சேகரித்த விதைகளை எப்படி பரப்புவது என்று யோசித்து சில விவசாயிகளிடம் கொடுத்து அவற்றை பயிரிடவும் சொன்னார்.

ஜெயராமனிடம் பெரிய அளவில் விவசாய நிலம் இல்லை. அதனால் அவரால் அந்த நெல்வகைகளை அதிகம் பயிரிட முடியாத சிரமமான சூழலில் இருந்தார்.

அப்போது நரசிம்மன் மற்றும் ஆதிநாராயணன் ஆகியோர் திருத்துறைப்பூண்டி ஆதிரங்கத்தில் உள்ள தங்களது பண்ணையை இந்த பணிக்காக பயன்படுத்திக் கொள்ள ஜெயராமனிடம் கொடுத்தார்கள். அதன் பிறகு இவரின் பணிகள் மேலும் வேகம் எடுத்தது.

2004 இல் ஆரம்பித்து 2006 ஆம் ஆண்டுக்குள் கிட்டத்தட்ட 40க்கும் மேற்பட்ட நெல் வகைகளை மீட்டெடுத்திருந்தார் ஜெயராமன்.

ஜெயராமன் விதை நெல்லை மீட்பதை வேலையாக மட்டும் கொள்ளாமல் அதனை மக்கள் இயக்கமாக மாற்ற வேண்டும் என்று

முடிவு செய்தார்.

நம்மாழ்வாரும் நெல் ஜெயராமனும் 2006 முதல் தொடர்ந்து திருத்துறைப்பூண்டி அருகில் உள்ள ஆதிரெங்கம் விவசாய பண்ணையில் நெல் திருவிழா நடத்த ஆரம்பித்தனர்.

முதல் ஆண்டு வெறும் இருநூறு விவசாயிகள் சுமார் 40 நெல் வகைகளுடன் தொடங்கிய அவருடைய பயணம் படிப்படியாக வளர ஆரம்பித்தது. இந்த மேடையில் தான் நம்மாழ்வார் இவருக்கு 'நெல் ஜெயராமன்' என்ற அடைமொழியை வழங்கினார்.

நெல் திருவிழாவில் ஒரு புதிய யுக்தியை அறிமுகப்படுத்தினார் ஜெயராமன். அதாவது இந்த ஆண்டு நெல் திருவிழாவுக்கு இரண்டு கிலோ விதை நெல்லை ஒரு விவசாயிக்கு கொடுத்தால் அடுத்த ஆண்டு அந்த விவசாயி அந்நெல்லை பயிரிட்டு விளைவித்து நான்கு கிலோவாக திரும்ப நெல் திருவிழாவில் கொடுக்க வேண்டும். இந்த சிறப்பான யுக்தியால் ஆச்சர்யப்படும் வேகத்தில் பாரம்பரிய நெல் பரவ ஆரம்பித்தது.

இவரின் பாரம்பரிய நெல் மீட்புபணி பற்றி தெரிய ஆரம்பித்த பிறகு தமிழகம் முழுவதும் இருந்து விவசாயிகளை அழைத்து பாரம்பரிய நெல்லை இவரிடம் கொடுக்க ஆரம்பித்தனர்.

கடந்த பத்து ஆண்டுகளாக இவர் பயணம் செய்யாத நாட்களே இருக்காது. எப்போதும் எந்த ஊருக்காவது பேருந்தில் பயணம் செய்தபடியே தான் வாழ்ந்தார்.

இந்த கடும் உழைப்பால் தான் வெறும் ஒற்றை நெல்லுடன் ஆரம்பித்த இவரின் பயணம் 174 நெல் வகைகளாக மாறியது. இதுவரை 30 ஆயிரத்துக்கும் மேற்பட்ட விவசாயிகள் செய்து வருகின்றனர்.

விதை நெல்லை சேகரிக்கவும், பரப்பவும் நெல் ஜெயராமன் மேற்கொண்ட ஓய்வற்ற பயணங்களால் சிறுநீரக புற்றுநோயால் பாதிக்கப்பட்டு இவர் கடந்த 2018ஆம் ஆண்டு டிசம்பர் 6 ஆம் தேதி உயிரிழந்தார்.

சிறந்த சாதனையாளருக்கான மத்திய அரசின் விருது உட்பட பல விருதுகளைப் பெற்றிருந்தாலும் நம்மாழ்வார் கொடுத்த 'நெல்' என்ற

அடைமொழியைத் தான் பெரிய விருது என்று எப்போதும் கூறிப் பெருமிதம் அடைவார் நெல் ஜெயராமன்.

தமிழர் வேளாண் அறிவியலின் விதை நெல்லாக விளங்கிய போராளி நெல் ஜெயராமன்.

பன்னாட்டு விதை நிறுவனங்களிடமிருந்து உழவர்களை பாதுகாக்க பாரம்பரிய நெல் ரகங்களை பாதுகாப்பதும் அதை உழவர் பெரு மக்களிடம் கொண்டு சேர்ப்பதையும் தம் வாழ்வின் லட்சியமாக கொண்டு வாழ்ந்தவர் நெல் ஜெயராமன்.

உழவர்களிடம் தற்சார்பை வலியுறுத்தியே நெல் திருவிழாவை ஆண்டுதோறும் நடத்தியவர். இதன் பயனாக தமிழ்நாட்டின் பல்வேறு பகுதிகளிலும் நெல் திருவிழாக்களை பல்வேறு தரப்பினர் நடத்த ஆரம்பித்தனர்.

உணவுப் பயிர்களில் மரபணு மாற்றம், விதை வணிகததில் அறிவுச் சொத்துரிமை ஆகிய தந்திரங்கள் மூலம் விவசாயிகளின் விதை சொத்தை பன்னாட்டு நிறுவனங்கள் களவாடி தமது உரிமையாக்கும் நெறி பிறழ்ந்த செயல்பாடுகளை நெல் ஜெயராமன் முழுவதுமாக உணர்ந்திருந்தார். இதற்கு எதிரான போராட்டங்களுக்கு முழுமை யான ஆதரவையும் அளித்து வந்தார்.

பத்தாம் வகுப்பு வரை மட்டுமே படித்திருந்த நெல் ஜெயராமன் தமிழ் வேளாண் பல்கலைக்கழகத்தின் இயற்கை வேளாண்மை ஆலோசகராக பணியாற்றியதோடு அதே பல்கலைக்கழகத்தின் மாணவராகவும் பதிவு செய்து கொண்டு தமது அறிவை நாளும் வளர்த்துக் கொள்வதில் அயராத ஆர்வம் காட்டினார்.

நமது நெல்லைக் காப்போம் என்பது இந்தியாவின் பாரம்பரிய நெல் ரகங்களைக் கண்டுபிடித்து பாதுகாக்கும் செயல் திட்டமாகும்.

இந்த இயக்கத்தின் தமிழ்நாட்டு ஒருங்கிணைப்பாளராக இருந்து சிறப்பாக செயல்பட்டவர் நெல் ஜெயராமன் ஆவார்.

இந்த செயல் திட்டத்தை 'கிரியேட்' என்கிற ஒரு தன்னார்வத் தொண்டு நிறுவனம் செயல்படுத்தி வருகிறது.

இந்த செயல் திட்டத்தில் இந்தியாவின் பாரம்பரிய பல்வகை நெல்களைக் காப்பது தொடர்பான பரப்புரை, அவற்றின் மருத்துவக் குணங்கள் குறித்த பரப்புரை, விதை உற்பத்திக்காக ஒரு உழவர் வலைப்பின்னல், இயற்கை வேளாண்மை ஊக்குவிப்பு போன்ற பணிகள் இந்த செயல் திட்டத்தில் அடங்கும்.

விதை நெல்கள் பாதுகாக்கப்பட அவை பயிரிடப்பட வேண்டும். அதற்காக கிரியேட் அமைப்புகளில் அரிய விதை நெல்களை சேகரித்து விவசாயிகளுக்கு இரண்டு கிலோ நெல்லை இலவசமாகத் தருவர்.

விவசாயிகள் அதனைப் பயிரிட்டு 4 கிலோவாக அடுத்த ஆண்டு திருப்பித் தர வேண்டும்.

பாரம்பரிய நெல் ரகங்களுக்கு புத்துயிர் அளித்திடும் வகையில் ஒவ்வோர் ஆண்டும் திருத்துறைப்பூண்டியில் நெல் திருவிழாவை நெல் ஜெயராமன் வெகு சிறப்பாக நடத்தி வந்தவர்.

சிறுநீரகப் புற்றுநோய் காரணமாக நெல் ஜெயராமனின் மறைவுக்குப் பிறகு அவர் இல்லாமல் அவரது மனைவி சித்ரா ஜெயராமன் அவர்கள் நெல் திருவிழாவை நடத்தியுள்ளார்.

கனத்த நெஞ்சுடன் தமது கணவரின் செயல்பாடுகள் மற்றும் சாதனைகள் பற்றி அவர் கூறினார்.

'இப்போது முடிந்தது 13வது வருட நெல் திருவிழா. ஒவ்வொரு வருஷமும் இந்தத் திருவிழாவை நடத்த என் கணவர் மேற்கொண்ட முயற்சிகள் பலருக்கும் தெரியும்.

ஆனா அவர் இல்லாம நடக்கிற முதல் திருவிழா இது. அதனால் இந்த வருட திருவிழாவில் என் கணவரின் இழப்பை அதிகளவில் உணர்ந்தோம்.

என் கணவர் இறந்து ஆறுமாதம் தான் ஆகுது. அவர் இறப்பினால் உண்டான வேதனையிலிருந்து இன்னும் நாங்க முழுமையா மீண்டு வரலை. எனவே இந்த வருஷ திருவிழாவை நடத்துறதில் எங்களுக்கு நிறைய தயக்கம் இருந்துச்சு. ஆனா அவர் தொடங்கிய இந்தத்

திருவிழாவை தொடர்ந்து நடத்தணும் கணவரின் உழைப்பிற்கு அர்த்தம் சேர்க்கணும்னு நினைச்சோம்.

எனவே என் கணவரின் அண்ணன், அவர் மகன் மற்றும் நண்பர்கள் பலரும் உதவ வந்தாங்க. அதனால திருவாரூர் மாவட்டம் திருத்துறைப்பூண்டியில் கடந்த சனி மற்றும் ஞாயிறு களில் இந்த வருஷ திருவிழாவைச் சிறப்புடன் நடத்தினோம்.

அதில் ஏழாயிரத்துக்கும் மேற்பட்டோர் கலந்துக்கிட்டாங்க. வழக்கம்போல ஆயிரக்கணக்கான விவசாயிகள் கலந்துகிட்டு பாரம்பரிய விதைகளை வாங்கிட்டுப் போனாங்க.

போன வருஷம் விதை வாங்கிட்டுப் போனவங்க அதை மறு உற்பத்தி செய்து இந்த வருஷம் இரு மடங்கா திருப்பிக் கொடுத் தாங்க.

திருவிழாவின் இரண்டாம் நாள், பாரம்பரிய உணவுத் திருவிழாவை யும் நல்ல முறையில் செய்தோம்.

நெல் திருவிழா நல்லபடியா முடிஞ்சது. ஆனா விழாவில் கலந்து கிட்ட தமிழக உணவுத்துறை அமைச்சர் காமராஜ் மற்றும் விவசாயி கள் எல்லோரும் என் கணவரின் மறைவு குறித்து மனதளவில் மிகவும் வருத்தப்பட்டாங்க.

தற்போது 174 வகை பாரம்பரிய நெல் வகைகள் எங்ககிட்ட இருக்கு. அவற்றை இன்னும் கணிசமாக உயர்த்துவதுடன், புதிய நெல்வகை ரகங்களைக் கண்டறியவும் அதிக முயற்சிகளை எடுத்துக் கிட்டிருக்கோம்.

எனவே ஒவ்வொரு விதை நெல்லிலும் என் கணவர் வாழ்வார்.

அவரின் இழப்பை என் ஒவ்வொரு செயல்பாட்டிலும் உணர்கிறேன். அதை வார்த்தைகளில் விவரிக்கத் தெரியலை. என் கணவரின் உடல் நிலை சரியில்லைன்னு செய்தி வெளியானதும், சினிமா பிரபலங்கள், அரசியல்வாதிகள், விவசாயிகள்னு பலரும் அவரின் மருத்துவ சிகிச்சைக்கு உதவ முன் வந்தாங்க. அவங்க எல்லோருக்கும் மனமார்ந்த நன்றி. அது ஒரு பக்கம் மகிழ்ச்சியா இருந்துச்சு.

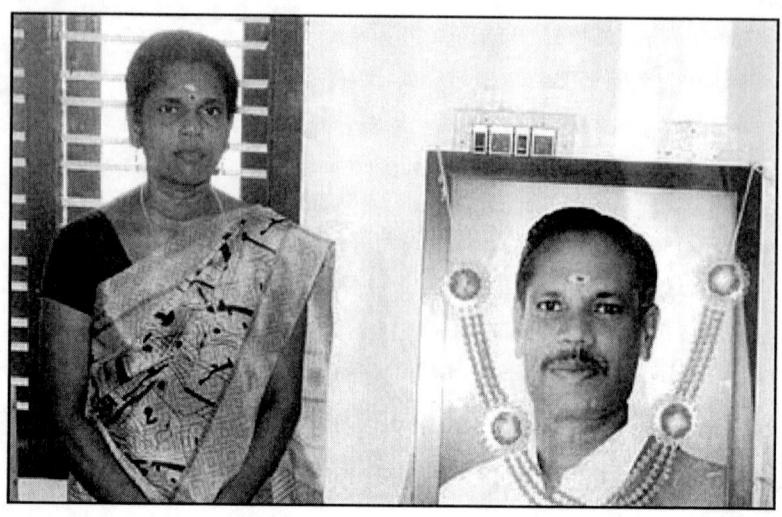

அதே சமயம் நாங்க பிறருக்கு உதவி செய்யனும்னு நினைச்ச நிலையில் எங்களுக்கு மத்தவங்க உதவும் நிலைக்கு உள்ளாகிட் டோம்னு மனசுக்குள்ளே வருத்தம் அதிகமாயிடுச்சு.

அவர் சிகிச்சை பெற்று வந்த காலங்கள் ரொம்பவே வலி நிறைந்ததா இருந்துச்சு. அவர் குணமாகி வந்திடுவார்னு உறுதியா நம்பினேன். ஆனால் இயற்கையின் தீர்ப்பை ஏத்துக்கிட்டு தானே ஆகனும்.

என் கணவரின் வாழ்க்கை வரலாறு பனிரெண்டாம் வகுப்பு தாவர வியல் புத்தகத்தில் இடம் பெற்றிருக்கு. அதனால எங்களுக்கு மகிழ்ச்சி.

அதற்காகவும் என் கணவரின் மருத்துவச் செலவுக்கு உதவியதுக்கும் முதல்வர் எடப்பாடி பழனிச்சாமியைச் சந்திச்சு நன்றி சொன்னேன்.

நான் அங்கன்வாடின் பணியாளர். அந்த வேலையுடன், என் கணவர் வழியில் இயற்கை விவசாய முன்னேறத்துக்கு வேலை செய்யனும்.

நஞ்சில்லா உணவு மற்றும் இயற்கை விவசாயம் பத்தி இன்னும் நிறைய விழிப்புணர்வு கொடுக்குனும். இதை இளைய தலைமுறை இளைஞர்கள் மற்றும் மாணவர்கள் கிட்டே கொண்டு போய்ச் சேர்க்கணும்.

அதுக்கான முயற்சிகளை நான் மேற்கொள்ள இருக்கிறேன். இயற்கை விவசாயத்தை கைவிட மாட்டேன்' என்று உறுதிபட தெரிவித்தார் நெல் ஜெயராமனின் மனைவி சித்ரா ஜெயராமன்.

இளைஞர்களை இயற்கை விவசாயத்தில் கால் பதிக்கச் செய்த நெல் ஜெயராமன் இயற்கை ஆர்வலர் மட்டுமல்ல விவசாயத்தின் பிதா மகனாகவும் கருதப்படுகிறார்.

நெல் விவசாயத்தில் லாபம் பெற இயற்கை விவசாயத்தை நாடினால் மட்டுமே முடியும் எனத் தொடர்ந்து முழங்கி வந்த நெல் ஜெய ராமன் இப்போது நம்மிடையே இல்லை.

பாரம்பரிய நெல்லை மீட்டெடுக்கும் முயற்சியில் தன்னை முழுமை யாகப் அர்ப்பணித்துக் கொண்ட நெல் ஜெயராமன் காலம் சென்றாலும் அவர் விதைத்துச் சென்ற இயற்கை விவசாயம் வேர் விட்டு விருட்சமாக வளரத் தொடங்கி உள்ளது.

அவரைப் பின்பற்றி பல இளைய சமுதாயத்தினர் இயற்கை விவசாயத்தில் கால் பதித்து வருவதே அதற்குச் சான்று.

பாரம்பரிய நெல் ரகங்கள் அனைத்தும் மருத்துவம் குணம் சார்ந்தது. குறைந்த மகசூலை கருத்தில் கொண்டு ரசாயன உரங்களை பயன் படுத்தி விவசாய தொழில் மாறிவிட்டாலும் இன்னும் காலம் கடக்க வில்லை. விவசாய தொழில் லாபம் பெற இயற்கை விவசாயம் ஒன்றே தீர்ப்பு.

7. மரபணு மாற்ற விதைக்கு எதிரான குரல்!

உலகில் உணவின் அடையாளம் நெல். அந்த பாரம்பரிய நெல்லின் அடையாளம் நெல் ஜெயராமன்.

நான்காயிரத்துக்கும் மேற்பட்ட நெல் ரகங்களை நம் தமிழ் மக்கள் இழந்து விட்ட நிலையில், 174க்கும் மேற்பட்ட பாரம்பரிய நெல் ரகங்களை மீட்டெடுத்த உழவர்களுக்கு இலவசமாக விதை நெல் வழங்கி நாம் இழந்ததை மீண்டும் நம் தமிழ் மண்ணுக்கு வழங்கி னார்.

மரபணு மாற்ற விதைத் திட்டங்களுக்கு எதிராக வாழ்நாள் முழுவதும் குரல் கொடுத்த நெல் ஜெயராமன் இன்று நம்மிடையே இல்லை.

மாண்டது வெறும் உயிரல்ல. இந்த உலகமே அபகரிக்கத் துடிக்கும் நம் மண்ணின் வளத்தை விவசாயத்தை தினம் தினம் பாதுகாத்த ஒரு அற்புத விவசாயியின் ஒரு நூற்றாண்டுக் கனவு.

மனிதனுக்கு உணவே அடிப்படை மருந்து. அப்படிப்பட்ட உணவினை உருவாக்க வேண்டுமெனில் விதைகள் அவசியம்.

மூத்த குடியென அறியப்படுகின்ற தமிழ் இனம் இடத்திற்கு, மருத்துவதிற்கு, கால மாற்றத்திற்கு என பல நெல் வகைகளை பயிரிட்டு வந்தது.

ஆனால் அந்த பாரம்பரிய நெல் வகைகளை வேளாண் முன்னேற்றம் என்ற பெயரில் முடக்கி விட்டார்கள். நெல் ஜெயராமனின் அந்த முயற்சியால் இன்று ஓரளவேனும் பாரம்பரிய நெல் வகைகள் மீட்கப்பட்டுள்ளன.

நெல் ஜெயராமன் பாரம்பரிய நெல் ரகங்களை மீட்க ஆரம்பித்த காலகட்டத்தில் அவருக்கு விவசாயிகளிடமிருந்து பெரிய அளவில் ஆதரவு கிடைக்கவில்லை என்பதே உண்மை.

இதற்கு முக்கிய காரணம் அரசிடமிருந்து கிடைக்கின்ற மானியத் தோடு கூடிய உரம், பூச்சிக்கொல்லி மருந்துகள்தான்.

ஆனாலும் நெல் ஜெயராமன் பாரம்பரிய நெல் விதைகளின் மூலமாகவும் அதிக மகசூலை பெற முடியும் என நிரூபித்துக் காட்டி யுள்ளார். தற்போது அவருக்கான மதிப்பு தமிழ் சமூகத்தில் கூடியிருக் கிறது. ஆனால் இயற்கை இன்று அவரை நம்மிடம் இருந்து பிரித்து இருக்கிறது.

ஒரு நல்ல விசயத்தை முன்னெடுக்கும் போது பெரிய ஆதரவு மக்களிடமிருந்து வராவிட்டாலும் தொடர்ந்து செயல்பட்டால் மக்கள் உணர்ந்து அதற்கான அங்கீகாரத்தை அளிப்பார்கள் என்ப தற்கு நெல் ஜெயராமன் ஓர் உதாரணம்.

நெல் ஜெயராமனுக்கு பிறகு அவர் விட்டுச் சென்ற பணிகளை மேற்கொள்ளப் போவது யார் என்ற கேள்வியும் எழுந்திருக்கிறது.

ஒரு விதை மண்ணில் புதைந்தால் நூறு விதைகளை உருவாக்கும் நெல் ஜெயராமன் என்ற விதை இன்று விழுந்திருக்கிறது பல்லாயிரம் விதைகள் வீரியத்துடன் உருவாகும் என்ற நம்பிக்கை கொள்வோம்!

அத்தகைய சிறந்த களப் பணியாளர் பத்து ஆண்டுகளுக்கும் மேலாக நடந்த நெல் திருவிழா தமிழக விவசாய தளத்தில் உருவாக்கிய மாற்றமும் தாக்கமும் மிகப் பெரியது.

பல்லாயிரம் விவசாயிகள் பாரம்பரிய நெல்லைப் பயிரிடுவதற்கு காரணமானதால் பெட்காட் ஜெயராமன் நெல் ஜெயராமனாக நம் உழவர்களால் கொண்டாடப்பட்டார்.

இன்று நம் உழவர் சமூகத்தில் பாரம்பரிய நெல் பரவலாகி இருப்பதற்கு நெல் ஜெயராமனின் உழைப்பு அளப்பரியது.

என்னுடைய தளபதிகளில் ஒருவர் என்று நம்மாழ்வார் புளகாங்கிதத்துடன் சொல்வார்.

நம்மாழ்வாரின் மறைவுக்குப் பின் இந்த வேலை நின்று விரும்பினால் பலரும் நினைத்தபோது அந்த நினைப்புகளை பொய்யாக்கிய ஜெயராமன் இனி இது உங்கள் வேலை என்று நம்மிடம் கொடுத்து விட்டு நம்மிடம் இருந்து விடைபெற்றுவிட்டார்.

பாரம்பரிய நெல்லைப் பரவலாக்கும் பணியில் மிகப்பெரிய பங்கு வகித்த ஜெயராமனுக்கு நாம் செய்யும் உண்மையான அஞ்சலி ஒவ்வொரு விவசாயியும் ஒரு நெல் ரகத்தையாவது தன் வாழ்நாள் முழுக்க காப்பாற்றி வருவேன் என உறுதி கொள்வதும் நடைமுறைப் படுத்துவதும் தான் எனக் கருதுகிறோம்.

பல நூறு நெல் ஜெயராமன்கள் நம்மிடமிருந்து முளைத்து வர வேண்டும். இதுவே ஜெயராமனுக்கும், நம்மாழ்வாருக்கும் நாம் செய்யும் உண்மையான செயல் அஞ்சலியாகும்.

8. நமது நெல்லைக் காப்போம்!

இன்றைய தலைமுறை இழந்து கொண்டிருக்கும் விஷயங்களில் முக்கியமானது மண்சார்ந்த பாரம்பரிய அறிவு.

அப்படிப்பட்ட அறிவின் விளைச்சலான 170க்கும் மேற்பட்ட பாரம்பரிய நெல் ரகங்களை மீட்டெடுத்தவர் நெல் ஜெயராமன்.

தமிழ்நாட்டு விவசாயிகளின் கவனத்தை இயற்கை வேளாண்மை நோக்கித் திருப்பிய நம்மாழ்வாரின் விருதுகளில் ஒருவர் இவர்.

இரா. ஜெயராமன் (நெல் ஜெயராமன்) ஒரு விவசாயி. பாரம்பரிய விதை நெல்களைக் காக்கும் பணியில் தன்னை அர்ப்பணித்து நெடுங்காலமாகச் செயல்பட்டுக் கொண்டு இருந்தவர்.

'நமது நெல்லைக் காப்போம்' இயக்கத்தின் ஒருங்கிணைப்பாளர், நம்மாழ்வாரின் ஓர் இணைச் செயற்பாட்டாளர் ஆவார்.

தமிழ்நாட்டில் திருவாரூர் மாவட்டம் திருத்துறைப்பூண்டியை அடுத்த கட்டிமேடு கிராமத்தில் ஒரு விவசாயக் குடும்பத்தில் 1968ஆம் ஆண்டு ஏப்ரல் 15 ஆம் தேதி பிறந்தார்.

ஒன்பதாம் வகுப்பு வரை மட்டுமே படித்த இவர் திருத்துறைப் பூண்டியில் அச்சுக் கூடத்தை நடத்தி வந்தார். தந்தையின் விவசாயத்தையும் இடையிடையே செய்து வந்தார்.

பெட்காட் ஜெயராமன் ஆக நுகர்வோர் அமைப்பின் களசெயற் பாட்டாளராக கட்டிமேடு என்ற அடையாளம் தெரியாத குக்கிராமத்தில் இயங்கியவர் ஜெயராமன்.

'ஈரோடு மாவட்டத்திற்கு இனி நான் தேவையில்லை' என்று தஞ்சை யில் இயங்கத் தொடங்கியபோது நம்மாழ்வாரால் ஈர்க்கப்பட்டவர் ஜெயராமன்.

நுகர்வோர் உரிமைகளில் நஞ்சில்லாத உணவு முக்கியமில்லையா என்ற கேள்வியின் ஆழம் புரிந்த ஜெயராமன் நம்மாழ்வாரோடு கை கோர்த்தார்.

பாரம்பரிய விதைகளின் தேவை, பாதுகாப்பது, பரவலாக்குவது போன்ற விசயங்கள் எப்போதும் நம்மாழ்வாரின் இதயத்திற்கு நெருக்கமான ஒன்று.

'நம் நெல்லைக் காப்போம்' தீவிரமாகும் போது தமிழகத்தில் இந்த வேலைகளை எடுத்துச் செல்ல ஜெயராமனிடம் பணித்தார் நம்மாழ்வார்.

மேலும் விதைகள் நம்மோடு மட்டும் இருந்து விடக் கூடாது. விதைகள் விவசாயிகளால் பாதுகாத்து பராமரிக்கப்பட வேண்டும் என்ற நோக்கத்தை செயல்படுத்த வேண்டும் என்றும் பணித்தார். அதன் விளைவுதான் நெல் திருவிழாவும் விதை பகிர்வும் பரிமாற்றமும்.

நெல் ஜெயராமனைத் தவிர வேறு எவரும் இந்த முக்கியப் பணியை இவ்வளவு சிறப்பாக செய்திருக்க முடியாது.

சிறந்த விவசாயிகளுக்கு நெல் ஜெயராமன் பெயரில் விருது வழங்க வேண்டும் என தமிழக அரசுக்கு கோரிக்கை விடுக்கப்பட்டுள்ளது.

திருவாரூர் மாவட்டம் திருத்துறைப்பூண்டி அருகே உள்ள ஆதிரங்கத்தில் நெல் ஜெயராமனின் முதலாமாண்டு நினைவேந்தல் நிகழ்ச்சி கிரியேட் அமைப்பின் தலைவர் துரைசிங்கம் முன்னிலையில், வர்த்தகர் சங்க மாநில துணைத் தலைவர் சீனு சின்னப்பா தலைமையில் நடைபெற்றது.

நிகழ்ச்சியில் நெல் ஜெயராமன் பாரம்பரிய நெல் பாதுகாப்பு மையத்தின் ஒருங்கிணைப்பாளர் ராஜீவ் பேசியது:

'தமிழகத்தில் புழக்கத்திலிருந்த அதிக சத்தும் மருத்துவ குணங்களும் கொண்ட ஆயிரக்கணக்கான பாரம்பரிய நெல் ரகங்கள் வீரிய ஒட்டு ரகங்களின் வருகையால் வழிக் கொழிந்து போனது.

இதனால் ரசாயன உரங்களையும், பூச்சிக் கொல்லிகளையும் விவசாயத்தில் பயன்படுத்தக்கூடிய கட்டாயத்துக்கு விவசாயிகள் தள்ளப்பட்டனர். இதன் காரணமாக பல்வேறு நோய்கள் மனிதர்களை ஆட்கொண்டு வருகின்றன.

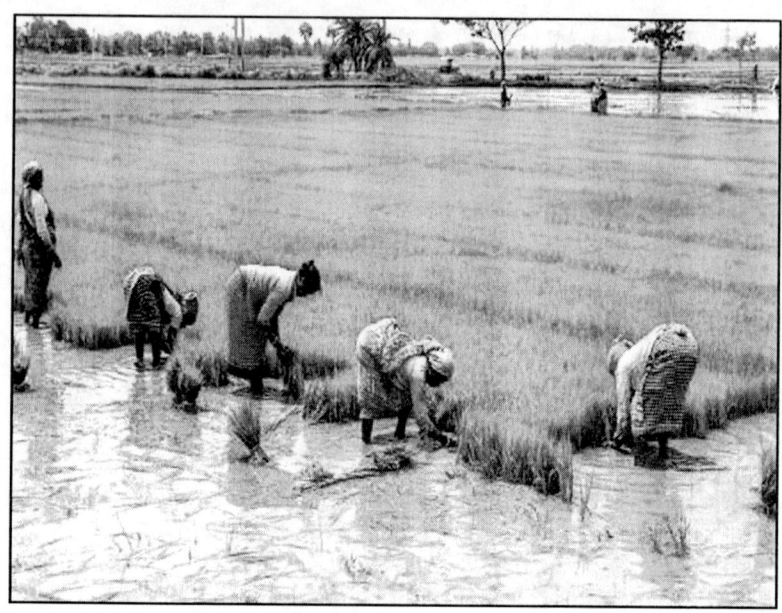

இதையறிந்த இயற்கை வேளாண் அறிஞர் நம்மாழ்வாரின் வேண்டு கோளுக்கிணங்க மீண்டும் பாரம்பரிய நெல் ரகங்களை தேடிப் பிடித்து அதை மீட்டெடுத்து உழவர்களிடையே பரப்புவதின் மூலம் நஞ்சில்லா உணவை மக்களுக்கு கொடுக்க முடியும் என்பதை செயல்படுத்தும் விதமாக அவருடைய முதன்மை சீடரான நெல் ஜெயராமன் பாரம்பரிய நெல் ரகங்களை மீட்கும் பணியை மேற் கொண்டார்.

அவர் 174 வகையான பாரம்பரிய நெல் ரகங்களை மீட்டெடுத்து அதை மறு உற்பத்தி செய்து, ஒவ்வொரு ஆண்டும் நடத்தப்படும் நெல் திருவிழா மூலம் தமிழகம் முழுவதும் சுமார் 40 ஆயிரம் விவசாயிகளிடம் கொண்டு சேர்த்துள்ளார். இதற்காக குடியரசுத் தலைவர் விருது உள்பட பல்வேறு விருதுகளைப் பெற்றுள்ளார்.

அவரது வாழ்க்கை வரலாறு பள்ளிப் பாடப்புத்தகத்தில் இடம் பெற்றுள்ளது. இதன் மூலம் பாரம்பரிய நெல் ரகங்களின் பயன்பாடு மக்களிடையே அதிகரித்துள்ளது. நம்மாழ்வார் வேண்டுகோளின் படி நஞ்சில்லாத உணவு மக்களுக்கு கிடைக்கத் தொடங்கி உள்ளது.

நெல் ஜெயராமனின் முதலாமாண்டு நினைவு தினத்தில் அவருடைய பெயரில் தொடங்கப்பட்டுள்ள பாரம்பரிய நெல் பாதுகாப்பு மையம், தமிழகத்தின் பல்வேறு பகுதிகளில் பாரம்பரிய நெல் சாகுபடியை அதிகரிக்க, பாரம்பரிய விதை வங்கி தொடங்கப் படும். இதற்காக உயர்மட்டக்குழு நியமிக்கப்பட்டு அவர்கள் மூலம் விழிப்புணர்வு பிரச்சாரம் தீவிரப்படுத்தப்பட உள்ளது என்றார் அவர்.

இக்கூட்டத்தில் தமிழக அரசு நெல் ஜெயராமன் பெயரில் சிறந்த விவசாயிகளுக்கு விருது வழங்க வேண்டுமென தீர்மானம் இயற்றப் பட்டது.

9. விதை நெல்லும் விளை நிலமும்

'விவசாயம் நசிஞ்சத்துக்கு காவிரிப் பிரச்சனை மட்டும்தான் காரணம்னு சொல்றாங்க. அது உண்மையில்லை. விவசாயிகளோட மனோபாவமும் காரணம். எந்த மண்ணுக்கு எந்த நெல்லைப் போடனும், எப்போ போடனும்னு கணக்குகள் இருக்கு. அதை எல்லாரும் மறந்துட்டாங்க. புது தொழில் நுட்பம்னு சொல்லி நிலத்த நாசப்படுத்திட்டாங்க.

நம்ம இயற்கை விவசாயத்தை அழிச்சு, உரத்தையும் பூச்சி மருந்தை யும் நம்ம மண்ணுல கொட்டுன நாடுகள், இப்போ இயற்கை விவசாயம் பண்றாங்க. உலகத்துக்கே கத்துக் கொடுத்த நாம் தொழில் நுட்பத்தை கடன் வாங்கறோம்.

புயல், மழை, வெள்ளம் வறட்சி எல்லாத்தையும் தாங்கி வளர்ற ரகங்கள் ஏராளம் இருக்கு. விதைச்சு விட்டுட்டா அறுவடைக்கு போனா போதும். கடற்கரையோர உப்பு நிலத்துக்கு ஒசுவக்குத் தாலை, சிவப்புக் குடவாழை, பனங்காட்டுக் குடவாழை, மானா வரி நிலங்கள்ள குறுவைக் களஞ்சியத்தையும், குருவிக்காரையையும் போட்டா காடு நிறையும், காட்டுப் பொன்னியை தென்னை வாழைக்கு ஊடு பயிரா போடலாம்.

வறட்சியான நிலங்களுக்கு காட்டுயானம், தண்ணி நிற்கிற பகுதி களுக்கு சூரக்குறுவை, இலுப்பம் பூசம்பா... இப்படி நுணுக்கம் பார்த்து போடனும். வரப்புக் குடைஞ்சான்னு ஒரு ரகம். ஒரு செலவும் இல்லை. விளைஞ்சு நின்னா வரப்பு மறைஞ்சு போகும். இதையெல்லாம் இன்னைக்கு இழந்துட்டு நிற்கிறோம்' என்று உணர்வு பூர்வமாக ஜெயராமன் கூறுகிறார்.

நம்மாழ்வார் அய்யாவைப் பார்த்து விவாதிச்சேன். வேளாண் விற்பனைத் துறையில் வேலை செஞ்சு ஓய்வு பெற்ற பொன்னம் பலத்தையும் சரபோஜி கல்லூரி முதல்வராக இருந்த துரைசிங்கத்தை யும் சேர்த்துக்கிட்டு 'கிரியேட்' னு ஒரு அமைப்பை ஆரம்பிச்சேன்.

பஞ்சகவ்யா, அமிர்தக் கரைசல், மூலிகைப் பூச்சிக்கொல்லி, ஆட்டு ஊட்டம், மீன் அமிலம், தேமோர்னு இயற்கை சாகுபடிக்கு வேண்டிய எல்லாத்தையும் நானே தயாரிச்சு விவசாயிகளுக்கு இலவசமா கொடுத்தேன்.

நரசிம்மன்னு ஒரு நண்பர். அமெரிக்காவில பார்மசிஸ்டா இருக்கார். எங்க செயல்பாட்டைப் பார்த்திட்டு கட்டி மேட்டுல இருக்க தன்னோட வீட்டையும் நிலத்தையும் 25 வருசத்துக்கு இலவசமாகப் பயன்படுத்திக்க அனுமதி கொடுத்தார்.

அதுல 5 ஏக்கர் நிலத்தில ஒரு மாதிரி வயற்காட்டை உருவாக்கினேன். இப்போ திருவாரூர், நாகை, தஞ்சாவூர் மாவட்டங்களின் பல பகுதிகளில் 100க்கும் மேற்பட்ட சுய உதவிக்குழு பெண்கள் இயற்கை வேளாண் இடுபொருட்கள் தயாரிச்சு விவசாயிகளுக்கு விக்கிறாங்க...'

'தமிழ்நாடு முழுவதும் சுத்தித் திரிஞ்சேன். பாரம்பரிய ரகங்களை விளைவிக்கிற விவசாயிகளைத் தேடிப் பிடிச்சு அவங்ககிட்ட கையேந்துவேன். அவங்க கொடுக்கற நெல்லைக் கொண்டு வந்து என் வயல்ல விதைப்பேன். அதைக் கொஞ்சம் கொஞ்சமா பெருக்கி கோட்டை கட்டி வச்சுக்குவேன்.

இன்னைக்கு விவசாயிகளுக்கு இருக்கிற மிகப்பெரிய பிரச்சனையே விதைதான்.

என்னைக்கு விவசாயி விதையை காசு கொடுத்து வாங்க ஆரம்பிச்சாரோ அன்னைக்கே விவசாயம் நசியத் தொடங்கிருச்சு.

ஒவ்வொரு வருசமும் மே மாதம் கடைசி சனி ஞாயிறுகள்ல எங்க குடிலுக்கு பக்கத்தில் நெல் திருவிழா நடக்கும். நெல் உற்பத்தி முதல் விற்பனை வரை உள்ள பிரச்சனைகளை பத்தி விவாதிப்போம். பாரம்பரிய நெல் ரகங்களை சாகுபடி பண்ற பயிற்சிகளும் தருவோம். நிகழ்ச்சியோட இறுதியில் ஒரு விவசாயிக்கு ரெண்டு கிலோ வீதம் பாரம்பரிய விதைகளைக் கொடுப்போம். ஒரே கண்டிஷன். 2 கிலோ விதையை வாங்கிட்டுப் போறவங்க அதை சாகுபடி பண்ணி அடுத்த வருஷம் நாலு கிலோவா தரணும்.'

பாரம்பரிய நெல் ரகங்களை ஊக்கப்படுத்துவதோடு விளைச்சலை சந்தைப்படுத்துவதிலும் உதவுகிறார் நெல் ஜெயராமன்.

நெல்லை விதையாக, அரிசியாக, மாவாக, பலகாரங்களாக மாற்றி விற்க வழிகாட்டுகிறார். தேவைப்படுவோருக்கு கூரியரிலும் அனுப்பு கிறார்.

எந்தத் தொழில்நுட்பத்தைப் பயன்படுத்தினாலும் இந்திய விவசாயி நஷ்டத்தையே சம்பாதிக்கிறார். காரணம் குறைவான விளைச்சல்.

இதைப் பற்றி ஆய்வு செய்த போது தான் பாரம்பரிய நெல் ரகங் களைப் பற்றிய புரிதல் ஜெயராமனுக்கு வந்தது.

ஜெயராமன் செய்கிற விவசாயம் உலகத்துக்கே முன் மாதிரி. அரசாங்கம் ஒற்றை நாற்று விவசாய முறையில் நடவு செய்ய ஏக்கருக்கு 30 கிலோ விதையைப் பரிந்துரைக்கிறது. ஆனால் நெல் ஜெயராமன் வெறும் 240 கிராம் போதும் என்கிறார்.

ஜெயராமனின் அப்பா ராமசாமி கட்டிமேட்டில் பெரிய விவசாயி வட்டி, வட்டிக்கு வட்டி என்று அத்தனை நிலங்களையும் விற்று விட்டு விவசாயத்தை தலை முழுகியவர்.

பிள்ளைகளையும் விவசாய வாசனை இன்றி வளர்த்தார். பத்தாம் வகுப்பு பெயிலான ஜெயராமன் முதலில் ஒரு அச்சகத்தில் தான் வேலை பார்த்தார் பிறகு தான் விவசாயம்.

ஒரு நாடோடியைப் போல அலைந்து திரிந்தார் ஜெயராமன். வயற்காடுகளையும், விவசாயிகளையும் தேடி அவரது பயணம் நீண்டு கொண்டே இருந்தது.

தமிழகத்தில் வழக்கொழிந்து போன 10 ஆயிரம் பாரம்பரிய நெல் ரகங்களையும் மீட்டு தமிழக விவசாயத்தை மறுமலர்ச்சி அடையச் செய்வதுதான் அவரது இலக்கு.

திருத்துறைப்பூண்டியை அடுத்துள்ள கட்டிமேட்டில் பழமையான ஆதிரெங்கன் கோயிலை ஒட்டியிருக்கிறது. ஜெயராமனின் குடில். குடிலைச் சுற்றிலும் பச்சைப் பசேலென உடல் விரித்துக் கிடக்கிறது வயற்காடு. தழைத்து நிற்கிற அத்தனையும் பாரம்பரிய ரகங்கள்.

படித்தது பத்தாம் வகுப்புதான். ஆனால் ஒரு பேராசிரியரின் தொனிவோடு விவசாயமும், விஞ்ஞானமும் பேசுகிறார். பாரம்பரிய நெல் சாகுபடி பற்றி கல்லூரிகளுக்குச் சென்று பயிற்சி அளிப்பதோடு விவசாயிகளுக்கு பாரம்பரிய விதைகளை இலவசமாகவும் வழங்கு கிறார்.

வழக்கொழிந்து போன நூற்றுக்கும் மேற்பட்ட நெல் ரகங்களை மீட்டு, வயற்காட்டுக்கு கொண்டு வந்த இவர், 'விதை வங்கி' ஒன்றை யும் நடத்துகிறார்.

'ஒசுவக் குத்தாலை, சிவப்புக் குடவாழை, வெள்ளையான், குருவிகார், கல்லுருண்டை, சிவப்பு கவுனி, கருடன் சம்பா, வரப்புக் இடைஞ்சான், குழியடிச் சம்பா, பனங்காட்டுக் குடவாழை, நவரா, காட்டுயாணம், சிறுமணி, கரிமுண்டு, ஒட்டடையான், சூரக் குறுவை, இதெல்லாம் நம்ம பாரம்பரிய நெல்ரகங்கள். இந்த மாதிரி ஆயிரக்கணக்கான ரகங்களை பிலிப்பைன்ஸுக்கும், அமெரிக்கா வுக்கும் கொண்டு போயிட்டாங்க.

இன்னைக்கு உள்ள விவசர்யிகளுக்கு இதோட அருமையெல்லாம் தெரியாது. ஒவ்வொரு நெல்லும் ஒவ்வொரு மருந்து. மாப்பிள்ளைச் சம்பான்னு ஒரு ரகம். சாப்பிட்டா சக்கரை வியாதிக்காரங்க இன்சுலின் போடத் தேவை இல்லை. கவுனி அரிசி நாள்பட்ட புண்ணையெல்லாம் ஆற்றிடும். கருக்குருவை யானைக்கால்

வியாதியை குணப்படுத்தும். பால் குடவாழையில் சமைச்சுச் சாப்பிட்டா குழந்தை பெத்த பெண்களுக்கு பால் நல்லா ஊறும். தங்கச் சம்பாவை தங்க பஸ்பம்னே சொல்வாங்க. இதையெல்லாம் பறிகொடுத்துட்டு வெறும் சக்கையை விளைவிச்சுக்கிட்டு விலை யில்லை, விலையில்லைன்னு புலம்பிட்டிருக்கோம்' என்கிறார் ஜெயராமன்.

பாரம்பரிய நெல் விதைகள் என்பது பழமையான நெல் விதை ரகங்களைக் குறிக்கும். இந்தியாவில் 200000க்கும் மேற்பட்ட நெல் வகைகள் இருந்துள்ளதாக அறியப்படுகிறது.

இந்தியாவில் பசுமைப் புரட்சியின் விளைவாக பல பாரம்பரிய நெல் ரகங்கள் அழிந்து விட்டன.

1959 ஆம் ஆண்டு இந்தியாவின் கட்டாக் பகுதியில் அமைந்திருந் மைய அரிசி ஆராய்ச்சி நிறுவன இயக்குனர் டாக்டர் ஆர்.எச். ரிச்சார்யா இந்தியாவிற்கு அதிக விளைச்சல் தரும் பாரம்பரிய விதை நெல் வகைகளை சேகரித்து அவற்றை பயன்படுத்துவதே உகந்தது என்றும் நவீன ஐ.ஆர்.ஆர் ரக வீரிய நெல் விதை கண் நோய் பரப்பக் கூடியவை என்றும் எடுத்துக் கூறி நவீன ரகத்திற்கு அனுமதி மறுத்து அதன் விளைவாக மாற்றம் செய்யப்பட்டு பிற்காலத்தில் நோயுற்று வறுமையில் வாடி இறந்தார்.

பின்னர் அப்பதவிக்கு வந்த டாக்டர் எம்.எஸ். சுவாமிநாதன் மற்றும் மற்ற இயக்குநர்களாலும் டாக்டர் ஆர்.எச். சிச்சாரியா சேகரித்திருந்த பாரம்பரிய ரக விதை நெல்கள் காணாமல் போனதைப் பற்றிக் கூற இயலவில்லை.

டாக்டர் சுவாமிநாதன் காலத்தில் சிறப்பு பெற்ற பசுமைப் புரட்சியில் அதிக விளைச்சல் தரும் நவீன ரகங்கள் முக்கியத்துவம் தரப்பட்டு பாரம்பரிய நெல் விதைகள் இந்தியாவில் மறையத் தொடங்கின. விவசாயிகளிடையே பாரம்பரிய நெல் விதைகளை விற்பனைக்கு அரசு கொணர வேண்டும் என்ற எதிர்பார்ப்பும் உள்ளது.

பசுமைப்புரட்சி விளைவாக நெல் உற்பத்தி பெருகிய பொழுதும் பல

ஆண்டுகளுக்குப் பின்னரே ரசாயன உரத்தால் ஏற்பட்ட பின் விளைவுகளை பயன்படுத்துவோரிடம் ஏற்படுவது உணரப்பட்டது.

இதனால் இயற்கை விவசாயத்தில் தயாரிக்கப்படும் பொருட்களுக்கு முன்னுரிமை தந்து உடல் நலம் பேணும் செயலில் பாரம்பரிய நெல் விதைகளைப் பாதுகாக்க முயற்சிகள் செய்யப்படுகின்றன.

இந்தியா வெங்கும் பாரம்பரிய நெல் ரகங்களைப் பாதுகாக்கும் முயற்சி தனி நபர்கள் அல்லது அமைப்புகள் மூலம் செய்யப்படுகின்றது.

கிரியேட் என்கிற தொண்டு நிறுவன அமைப்பு நமது நெல்லைக் காப்போம் என்ற திட்டச் செயல்பாட்டின் மூலமாக பாரம்பரிய நெல் வகைகள் காக்கும் முயற்சியில் ஈடுபட்டு வருகிறது.

2006 லிருந்து ஆண்டுதோறுமே கடைசி வாரத்தில் திருத்துறைப்பூண்டி அருகேயுள்ள ஆதிரங்கம் கிராமத்தில் நெல் திருவிழா நடத்தப்படுகிறது.

தமிழ்நாடு முழுவதும் இதுவரை 18 ஆயிரம் விவசாயிகளுக்கு பாரம்பரிய விதை நெல் வகைகளை விநியோகித்துள்ளார்கள் என்று அறியப்படுகிறது.

நட்வர் சாரங்கி எனும் ஒடிசா மாநிலம் காட்டாக் மாவட்டத்தின் நரிசு கிராமத்தின் ஓய்வு பெற்ற பள்ளித் தலைமையாசிரியர் சுமார் 400 பாரம்பரிய நெல் ரகங்களை மீட்டு பாதுகாத்துள்ளார்.

இவை விவசாயிகளுக்கு வழங்கப்படுகின்றன. தமிழ்நாடு மற்றும் கேரள விவசாயிகள் இவரிடம் இருந்து மருத்துவ குணம் கொண்ட நெல் ரகங்களைப் பெறுகின்றனர்.

உளுந்தூர்பேட்டை ஸ்ரீ சாரதா ஆசிரமம் அக்ஷயக்ருஷி கேந்திரா பாரம்பரிய நெல் வகைகளில் 150 வகைகளை சேகரித்து பாரம்பரிய நெல் இலவசமாக வழங்கிப் பயிரிட ஊக்குவிப்பதன் மூலமாகவும் பாரம்பரிய நெல் விதைகளைப் பாதுகாத்து வருகின்றது.

இதன் மூலம் பாரம்பரிய நெற்பயிரை 120 கிராமங்களைச் சேர்ந்த 1500 பெண் விவசாயிகள் பயிரிட்டு பலனடைந்துள்ளார்கள்.

கர்நாடகத்தைச் சேர்ந்த பட்டதாரி விவசாயி ஸ்ரீனிவாச மூர்த்தி இயற்கை விவசாய முறையின் உதவியுடன் பாரம்பரியமான 200 நெல் வகைகளைப் புதுப்பித்துள்ளார்.

புதுக்கோட்டைப் பகுதியில் வறட்சி மறறும் நோய்த் தாக்குதலை தாக்குப் பிடிக்கும் பாரம்பரிய நெல் வகைகளை மீட்டெடுக்கும் பணியில் புதுக்கோட்டை இயற்கை விவசாயிகள் 24 வகையான பாரம்பரியமான நெல் வகைகளை மீட்டெடுத்துள்ளனர்.

இந்தியப் பாரம்பரிய அறிவியல் மையம் தொண்டு நிறுவனம் நூற்றுக்கணக்கான அரிய பாரம்பரிய விதை நெல் கொண்ட விதை வங்கியை சீர்காழியில் அமைத்துள்ளது.

பாரம்பரிய நெற்பயிர்களில் எந்த பயிர் எந்த பகுதியில் செழித்து வளரும் என்பது போன்ற தகவல்களை தமிழ்நாடு வேளாண் பல்கலைக்கழகம் தருகின்றது.

10. விவசாயிகளைக் கொல்லும் பூச்சிக் கொல்லி

நமது கிராமப்புற உழவர்களின் பொருளாதாரம் ஒரு வகையில் பூச்சிகொல்லி உரக்கடைகளில் அடகு வைக்கப்பட்டிருக்கிறது. கடனுக்கு அவர்கள் தரும் பூச்சிக்கொல்லிகளை பயன்படுத்தும் விவசாயிகள் எவ்வளவு அதிக விலை என்றாலும் விதைகளையும் அங்கேயே வாங்குகிறார்கள்.

இயற்கை மரபு சார்ந்த வேளாண்மையை மேற்கொள்பவர்கள் மட்டுமே இன்றைக்கு நாட்டு விதைகளைப் பயன்படுத்தி வரு கிறார்கள். அவர்களிலும்கூட பெரு விவசாயிகளே அதிகம்.

மற்றபடி வீட்டுத் தோட்டம், மாடித்தோட்டம் வைத்திருப்பவர்கள் மத்தியில் நாட்டுவிதை ரகங்கள் பிரபலமாகி வருகின்றன.

கிராமங்களில் தங்களது தனிப்பட்ட தேவைகளுக்கு மட்டுமே விவசாயிகள் நாட்டு விதைகளைப் பயன்படுத்துகிறார்கள்.

வீரிய ரகங்களின் உற்பத்தி மட்டுமே சந்தையில் லாபத்தைப் பெற்றுத் தரும் என்ற தவறான கருத்து அவர்களிடம் திணிக்கப் பட்டுள்ளது.

சில தலைமுறைகளுக்கு முன்பு வரை நமது கிராமங்கள் நாட்டு விதைகளின் களஞ்சியமாக திகழ்ந்தன. ஒரு பகுதியில் கிடைக்கும் மண்வளம், மற்றும் நீராதாரம் ஆகியவற்றைப் பொறுத்து தங்களுக் கான அடையாளம் கண்டு உழவர்கள் தங்களுக்குள் அவற்றை பகிர்ந்து கொண்டு வந்தனர்.

நாட்டு விதைகளை அடையாளம் காணுதல், சேகரித்தல், பரப்புதல், உழவர்கள் மத்தியில் விழிப்புணர்வை ஏற்படுத்துதல் போன்ற பணி களில் ஒரு சில இயற்கை ஆர்வலர்களே தீவிரம் காட்டி வருகின்றனர்.

பயிர்களை பாதுகாக்க மூலிகை பூச்சி விரட்டிகள் உள்ள நிலையில், பல நாடுகளில் தடைசெய்யப்பட்ட, பூச்சிகளை அழிக்கும் ரசாயன

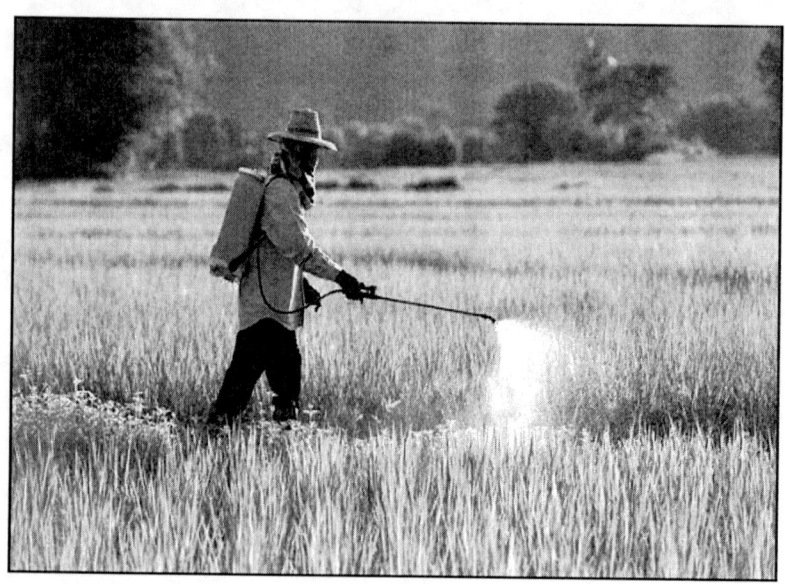

மருந்துகளை பயன்படுத்துவதால் மக்கள் கொடிய நோய் தாக்கு தலுக்கு ஆளாகின்றனர் என்று இயற்கை வேளாண் விஞ்ஞானி நம்மாழ்வார் எச்சரித்துள்ளார்.

தமிழக விவசாயிகள் பூச்சித் தாக்குதலில் இருந்து பயிர்களை பாதுகாக்க ரசாயன பூச்சிக்கொல்லி மருந்துகளையே பயன்படுத்து கின்றனர். அதன் மூலம் சுற்றுச்சூழல் மட்டுமின்றி சுற்றுப் பகுதியில் வசிக்கும் மக்களும் கடுமையாகப் பாதிக்கின்றனர்.

இது குறித்து இயற்கை வேளாண் விஞ்ஞானி நம்மாழ்வார் விளக்க மாக தெரிவித்தார்.

தமிழகத்தைச் சேர்ந்த விவசாயிகள் கத்தரி, தக்காளி, வெண்டை என அனைத்து தோட்டக்கலை பயிர்கள் மற்றும் நெற்பயிர்களை பூச்சி தாக்குதலில் இருந்து பாதுகாக்க என்டோசல்பான், மனோ குரோட்டம் பாஸ், எக்காளாக்ஸ் போன்ற ரசாயன பூச்சிக்கொல்லி மருந்துகளை பயன்படுத்துகின்றனர்.

கேரள மாநிலம் காசர்மேடு மாவட்டத்தில் அரசுக்கு சொந்தமான 12500 ஏக்கர் முந்திரி தோட்டம் இருந்தது. இதில் பூச்சி தாக்குத லினை கட்டுப்படுத்த ஹெலிகாப்டர் மூலம் என்டோசல்பான் பூச்சிக்கொல்லி மருந்து அடிக்கப்பட்டது.

அந்த மருந்து காற்றின் மூலம் சுற்றுப் பகுதியில் உள்ள 25 கிராமங் களுக்கு பரவியது.

பூச்சிக்கொல்லி மருந்தை சுவாசித்த ஏராளமானோர் இறந்தனர். பொதுமக்கள் பலர் தோல் வியாதி புற்றுநோயால் பாதிக்கப் பட்டுள்ளனர். கிராமங்களில் குறை பிரசவ குழந்தைகள் அதிகம் பிறக்கிது. இந்த பாதிப்பு பல தலைமுறைக்கும் தொடரும்.

அதனால் கேரள அரசு என்டோசல்பான் பூச்சிக்கொல்லி மருந்துக்கு நாடு முழுவதும் தடைவிதிக்க போராடுகிறது.

பல்வேறு மாநிலங்களைச் சேர்ந்த இயற்கை ஆர்வலர்களும் பூச்சிக் கொல்லி மருந்துக்கு தடை விதிக்கக் கோரி சுற்றுச்சூழல் அமைச்சர் கோரிக்கை விடுத்துள்ளார்.

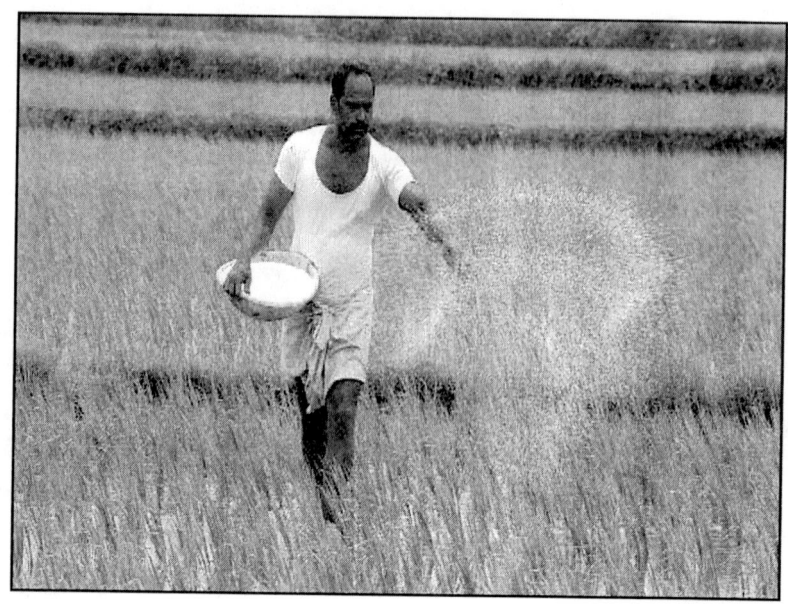

தற்போது 72 நாடுகளில் தடைவிதிக்கப்பட்ட 17 வகை உள்ளிட்ட 140 வகை பூச்சிக்கொல்லி மருந்துகள் இந்தியாவில் பயன்படுத்தப் படுகின்றன.

மற்ற நாடுகள் அபாயகரமான பூச்சிக்கொல்லி மருந்துகளுக்கு தடை விதித்துள்ள நிலையில் மக்கள் குறித்து கவலைப்படாமல் தங்களுக்கு கிடைக்கும் வருவாயை மட்டுமே குறிக்கோளாகக் கொண்டு இந்தியாவில் ஒரு குழுவினர் வெளிநாட்டு பூச்சி மருந்து கம்பெனிகளுக்கு சாதகமாக செயல்படுகின்றனர்.

பூச்சிக்கொல்லி மருந்துகளில் சுற்றுச்சூழல் பாதிக்கப்பட்டு தேனீக்கள், சிறுபூச்சிகள், பறவைகள் அனைத்துமே அழிகின்றன.

வேப்பிலை, நொச்சி, சோற்றுக்கற்றாலை, எருக்கு ஊமத்தை போன்றவை இயற்கையான பூச்சி விரட்டி மருந்துகளாகும்.

அதை காய்கறி தோட்டத்தில் பயன்படுத்துவதால் பூச்சிகளை விரட்டி அடிக்க முடியும். சுற்றுச்சூழல் பாதிக்காது.

11. மருத்துவ குணமுடைய நெல் விதைக்காக மரணம் வரை போராடியவர்

புதிதாக அறிமுகப்படுத்தப்பட்டுள்ள 12ம் வகுப்பு பாடத் திட்டத்தில் பாரம்பரிய நெல் வகைகளை மீட்டெடுத்து பாதுகாத்து வந்த நெல் ஜெயராமன் பற்றிய குறிப்புகள் இடம் பெற்றுள்ளன.

12ம் வகுப்புக்கான தாவரவியல் பாடத்தில் விவசாய ஆராய்ச்சி மற்றும் பாரம்பரிய பயிர் வகைகளை மீட்டெடுத்தல், பிரிவில் முன்னோடியான நெல் ஜெயராமனின் சாதனைகள் பற்றி குறிப்பிடப்பட்டுள்ளது.

ஆராய்ச்சியாளர் நார்மன் இபோலக், சுவாமிநாதன் ஆகியோரின் பணிகளும் இடம் பெற்றுள்ளன.

நெல் ஜெயராமனைப் பற்றி பாடப்புத்தகத்தில் இடம் பெற்றிருப்பதாவது:

'திருவாரூர் மாவட்டம் ஆதிரெங்கத்தைச் சேர்ந்த நெல் ஜெயராமன் இயற்கை வேளாண் விஞ்ஞானி நம்மாழ்வாரின் சீடர். 'நமது நெல்லைக் காப்போம்' என்ற அமைப்பின் ஒருங்கிணைப்பாளர். பாரம்பரிய நெல் ரகங்களை பாதுகாப்பதில் அரும்பாடுபட்டவர். 2006 ஆம் ஆண்டு முதல் நெல் ரகங்களை மீட்டு தனது பண்ணையில் விதை திருவிழாவை நடத்தியவர்.

சிறந்த இயற்கை விவசாயத்துக்கான மாநில விருதைப் பெற்றவர். 2015 ஆம் ஆண்டுக்கான சிறந்த மரபணு காப்பாளர் என்ற தேசிய விருதையும் பெற்றவர் என்று பெருமைப்படுத்தப் பட்டுள்ளது.

நூற்றுக்கணக்கான பாரம்பரிய நெல் ரகங்களை மீட்டு, பாதுகாத்து, பகிர்ந்த நெல் ஜெயராமனின் பங்களிப்பு என்பது சாமான்யமான தல்ல.

ஆறடி உயரமும், அதிர்ந்து பேசாத இயல்பும் கொண்ட ஜெயராமன் வாழ்க்கையின் இறுதி தருணங்கள் வரை இயற்கை வேளாண்மை

மீது தாழாத காதலும், பற்றும் கொண்டவர்.

இயற்கை வேளாண்மையின் அடிப்படையே பாரம்பரிய நெல் விதை ரகங்கள் என்பதை கண்டறிந்தவர் இவர்.

கிரியேட் என்ற தன்னார்வ தொண்டு அமைப்பின் சார்பில் பாரம்பரிய விதை ரகங்களை அடையாளம் கண்டு தமிழகத்துக்கு அளப்பரிய கொடையினைத் தந்துள்ளார் இவர்.

கேரள மாநிலம் திருவனந்தபுரத்தில் உள்ள 'தணல்' என்ற தன்னார்வத் தொண்டு அமைப்பின் பங்களிப்போடு பத்து ஆண்டு களுக்கும் மேலாக நெல் திருவிழா நடத்தி வெற்றி கண்டவர். இவர் இந்த நெல் திருவிழாவிற்கு இந்தியாவின் பல்வேறு மாநிலங்களி லிருந்து ஆயிரக்கணக்கான இயற்கை விவசாயிகள் பங்கேற்றுள்ளனர்.

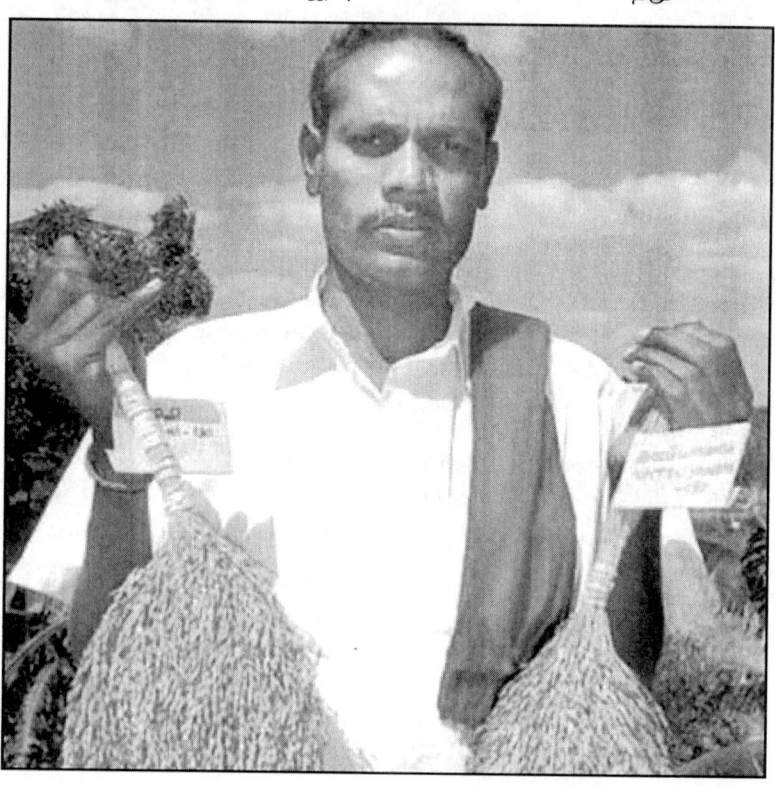

செயல் ஒன்றே சிறந்த சொல் என்பதை தம் வாழ்வில் நிரூபித்த நெல் ஜெயராமன் அங்கீகாரத்திற்கோ, விளம்பரத்திற்கோ மயங்காமல் இலக்கு நோக்கி பயணித்தவர் ஆவார்.

பாரம்பரிய நெல் வகைகளை மீட்டெடுக்கும் முயற்சி மட்டுமின்றி சுற்றுச்சூழலையும் பாதுகாத்தவர் நெல் ஜெயராமன்.

மேற்குப் பொய்கை நல்லூரில் ஆழிப் பேரலைகளால் பாதிக்கப் பட்ட நிலங்களை மீட்கும் பணியில் அயராது பாடுபட்டார் ஜெயராமன்.

கடலோர செயல்பாட்டு கூட்டமைப்பின் மாநிலக்குழு உறுப்பின ராக இருந்து கொண்டு கடற்கரைச் சுற்றுச்சூழலைப் பாதுகாக்க எண்ணற்ற போராட்டங்களில் கலந்து கொண்டுள்ளார் நெல் ஜெயராமன்.

எம்.எஸ். சுவாமிநாதன் குழு பரிந்துரை செய்த மீனவர்களுக்கும், கடற்கரைக்கும் எதிரான சட்டத்தை எதிர்ப்பதில் முக்கியப் பங்காற்றினார் ஜெயராமன்.

பெட்காட் என்ற நுகர்வோர் உரிமைப் பாதுகாப்பு அமைப்பில் செயல்பட்டு வந்தார் இவர்.

தற்காலிக லாபத்தைக் கருத்தில் கொள்ளாமல் ஒட்டுமொத்த சமூகத்தின் உடல் நலத்தை எதிர்காலத்தைக் கருத்தில் கொண்டு இயற்கை வேளாண்மையை ஒரு இயக்கமாக இறுதிவரை நடத்திச் சென்றவர் நெல் ஜெயராமன்.

இளைஞராக இருந்த காலம் முதல் விவசாயத்தில் ஈடுபட்ட இவருக்கு ஆரோக்கியமான பாரம்பரிய நெல்களை எடுத்து, கேடு தரும் புதிய வகை நெல்களுக்கு மாறுவதில் விருப்பம் இல்லை.

மேலும் நெல் வளர்ப்பும் ரசாயன உரங்கள் இல்லாமல் இயற்கை முறையிலேயே வளர்க்க வேண்டும் என விரும்பினார்.

ரசாயன உரங்கள் மற்றும் பாரம்பரியமற்ற நெல் வகைகள் காரண மாகவே புற்றுநோய், மரபணு சம்பந்தப்பட்ட வியாதிகள் உள்ளிட்டவை வருவதாக அறிந்த அவர் இயற்கை மற்றும்

பாரம்பரிய விவசாயம் நோக்கி மேலும் தீவிரமாக நகர ஆரம்பித்தார்.

டெல்டா விவசாயிகளுக்கு பாரம்பரிய பயிர்வளர்ப்பு முறைகள் பற்றிய பயிற்சியும் அளித்து வந்தார். 90களின் பாதியில் நுகர்வோர் கூட்டமைப்பு என்ற என்ஜிஒ அமைப்பில் சேர்ந்து அதில் விவசாய பயிற்சி அதிகாரியாகவும் சேவையாற்றினார்.

2011 இல் சிறந்த இயற்கை விவசாயி என்ற மாநில விருதையும் 2015இல் சிறந்த பாரம்பரிய மரபணு காப்பாளர் என்ற இந்திய அரசின் விருதையும் பெற்றார். கிட்டத்தட்ட 300 பள்ளி கல்லூரி களுக்கு மேல் சென்று மாணவர்கள் மத்தியில் விவசாயம் பற்றி உரையாற்றியுள்ளார்.

காவிரி நீரின் உரிமைக்காக, விதைகளை மரபணு மாற்றம் செய்வ தற்கு எதிராக என்று பல்வேறு போராட்டங்களிலும் தன்னை ஈடுபடுத்திக் கொண்டவர் நெல் ஜெயராமன்.

நெல் ஜெயராமன் நடத்திய கருத்தரங்குகளும் அவற்றில் விவசாயிகள் பகிர்ந்து கொண்ட நேரடி அனுபவங்களும் விவசாயத்துக்கு வெளியே தகவல் தொழில்நுட்பத்துறை உள்ளிட்ட துறைகளில் இருந்த ஒரு புதிய கட்டத்தை விவசாயம் நோக்கி இழுத்து வந்தது.

பாரம்பரிய நெல் ரகங்களுக்கு மருத்துவக் குணம் உரியது என்று கூறியவர் ஜெயராமன். மரபைப் பேசியதாலேயே ஜெயராமனைப் பழமைவாதி என்று கூறிவிட இயலாது.

இன்றைக்கு நவீனக் கண்டுபிடிப்பாக பார்க்கப்படுவது நாளைக்கு பழமையாக மாறிவிடலாம். இன்னும் நூற்றாண்டுகளுக்கு பின் அது மரபாகப் பார்க்கப்படலாம்.

நம் முன்னோர்கள் பயன்படுத்திய பாரம்பரிய நெல் ரகங்களுக்கும் இது பொருந்தும். இன்று நாம் அதைப் பாரம்பரிய நெல் ரகம் என்று சொல்கிறோம்.

ஆனால் நேற்றைய நவீனக் கண்டுபிடிப்புகள் தான் அவை. இந்த மண்ணில் நாம் எதிர்கொண்ட அதே பிரச்சனையைத்தான் நம்

முன்னோர்களும் எதிர் கொண்டிருப்பார்கள் அதற்கான தீர்வையே கண்டுபிடிப்பாக மாற்றி இருப்பார்கள்.

சுனாமிக்குப் பின் இங்கே பல பகுதிகளில் கடல்நீர் உள்ளே புகுந்து விட்டது. வயல் செத்து விட்டது. இனி விவசாயமே செய்ய முடியாது.

என்றிருந்த நிலங்களில் எல்லாம் பாரம்பரிய ரகங்கள் முளைத்தன. பெரும் விளைச்சலைத் தந்தன. நான் பழமையைப் பிடித்துக் கொண்டு தொங்கவில்லை. எது நிலைக்குமோ அது நிலைக்கட்டும்.

காலத்துக்கு பொருந்தாது தொலையட்டும். எனக்கு வியாதி வரும் போது கசாயம் குடிக்கிறேன். அது கேட்காதபோது நவீன மருத்துவத்தையும் நாடுகிறேன்.

ஆனால் இரண்டுக்குமான தேவைகள், இரண்டுக்குமான எல்லைகள் இருக்கின்றன என்றே நம்புகிறேன்' என்று கூறுகிறார் நம்மாழ்வார்.

ஏழ்மை பலரிடமும் சமூக உணர்வை மழுங்கடித்து விடும். ஆனால ஜெயராமன் விதிவிலக்கு. புற்று நோயோடு போராடிக் கொண்டிருந்த இறுதி நாட்களிலும் 'எனக்கு என்னுடைய குடும்பம். தனிப்பட்ட வாழ்க்கையெல்லாம் ஒரு பொருட்டல்ல. மக்களுக் காக ஓடுகிறோம். மக்கள் எல்லாவற்றையும் பார்த்துக் கொள் வார்கள் என்ற நம்பிக்கை இருக்கிறது.

ஆனால் நிறைய வேலை இருக்கும்போது பாதியைக் கூட முடிக்க வில்லையே என்ற கவலைதான் என்னைக் கடுமையாக வருத்துகிறது' என்று தெரிவித்துள்ளார்.

விவசாயிகளும் விவசாயத் தொழிலாளர்களும் நிறைந்த திருத்துறைப்பூண்டி பகுதியில் எந்த ஒரு விசயத்தையும் இடது சாரிச் சிந்தனையோடு அணுகும் மனப்பான்மை கொண்டவராக கடைசி வரை இருந்தவர் நெல் ஜெயராமன்.

இயற்கையை சீர்கெடச் செய்யாமல் அதனை மேம்படுத்தும் வழி களை நாம் மேற்கொள்வதே நெல் ஜெயராமனுக்கு என்றென்றும் புகழ் சேர்க்கும் பணியாக அமையும் என தி.மு.க தலைவர் மு.க.ஸ்டாலின் இரங்கல் தெரிவித்துள்ளார்.

1. விவசாயிகளிடையே பாரம்பரிய நெல் ரகங்களை பிரபலப் படுத்தி, அதன் உற்பத்தியை ஊக்கப்படுத்திய ஜெயராமன் அவர்களின் மறைவு தமிழ்நாட்டிற்கும், வேளாண்மைத் துறைக்கும் ஓர் பேரிழப்பு என தமிழக முதல்வர் எடப்பாடி பழனிச்சாமி இரங்கல் தெரிவித்துள்ளார்.

2. தமிழர்களின் மரபும் வரலாறும், உணவுடன் உறவாடிக் கிடந்ததை உணர்ந்து, அதை மீட்டெடுத்து பாதுகாத்த திரு. நெல் ஜெயராமன் அவர்களின் மறைவு நம் அனைவருக்கும் பேரிழப்பு. அவர் பாதுகாத்திட்ட பாரம்பரிய நெல் போல அவரின் சிந்தனை யையும் செயலையும் நாம் ஒவ்வொருவரும் பாதுகாத்திட வேண்டும் என்று நடிகர் கமல்ஹாசன் இரங்கல் தெரிவித்துள்ளார்.

3. காலம் இட்ட கட்டளையால் இன்று பல புதிய தலைவர்கள் தோற்றம் பெற்று வருகிறார்கள். அவர்களில் ஒருவர் தான் நெல் ஜெயராமன் கார்ப்பரேட் ஒரு மாபெரும் பேரழிவாக தொன்மை மிகுந்த தமிழக விவசாயத்தின் தாக்குதல் நடத்திய போது அதை எதிர்த்து புறப்பட்டவர் தான் பசுமைப் போராளி நம்மாழ்வார் அவர்கள் அந்த நம்மாழ்வாரின் வழி தொடர்ந்து நெல்லை கார்ப்பரேட் ஆதிக்கத்திலிருந்து பாதுகாக்க வேண்டும் என்பதற்காக தன் வாழ்வை அர்ப்பணித்தவர் நெல் ஜெயராமன் அவர்கள்.

அவருடைய மரணம் பேரிழப்பு. அவருக்கு என்னுடைய அஞ்சலியை நான் செலுத்திக் கொள்கிறேன். அவர் விட்டுச் சென்ற பணியை இன்றைய இளைஞர் உலகம் முழுமையாக மக்களுக்கு எடுத்து செல்ல வேண்டும் என்பதை அவர் பெயரால் கேட்டுக் கொள்கிறேன் என்று இந்திய கம்யூனிஸ்ட் கட்சி தமிழ் மாநிலத்தலைவர் திரு.' சி.மகேந்திரன் தெரிவித்துள்ளார்.